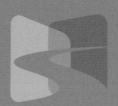

境好出版

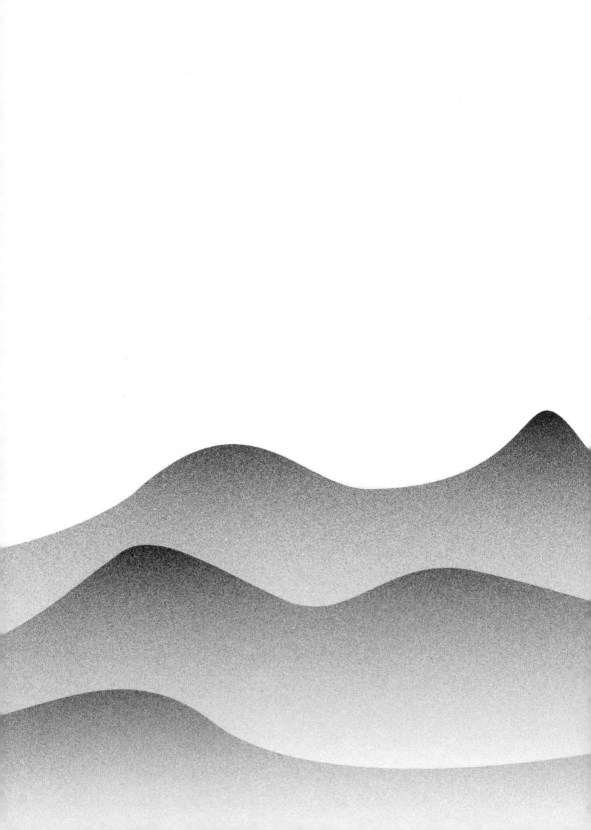

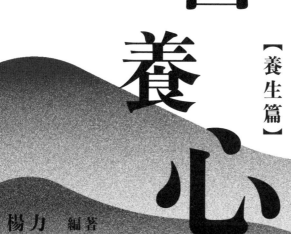

中醫養心

【養生篇】

楊力　編著

序言

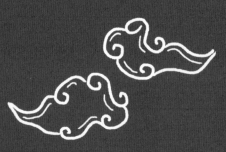

保護心臟健康，
刻不容緩！

三千多年前的甲骨文中就已有「疾心」的記載，2500 年前的《黃帝內經》也提到了心血管的主要疾病，在在說明此項痼疾已經猖獗幾千年，它一直在折磨廣大民眾的健康。

當今心血管疾病已經成為比癌症還要可怕的第一殺手，無數人因之喪命。世界衛生組織更將其列為「公共衛生的頭號敵人」，尤其冠心病被直指是「首要戰犯」。心臟在生命中的重要性如《黃帝內經》所說：「主明則下安……主不明則十二官危。」所以，人人都要行動起來，保護好自己的心臟。

「三高」，即高血壓、血脂異常、糖尿病，是破壞心血管的主要元凶。現在人們的生活水準提升，吃得好，三高越來越高，心血管疾病也越來越嚴重，特別是有年輕化的趨勢，讓人堪憂。而且當今的心理壓力，同樣讓心血管不堪重負，因此養心護心迫在眉睫。

本書從人的心臟功能，各種心臟疾病的演變及中醫的治療、預防、保養等方面，完整地做了深刻論述，還列舉各種臨床經驗證明確有療效的楊力驗方。內容通俗易懂，既是一部難得的醫學專著，又是一部養護心臟的科普著作，希望能提供大家對「心」有全方位的認知和啟示，並分享至有需要、有興趣的讀者手中。

目錄

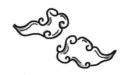

第一篇 中醫的心臟
同樣一顆「心」，含義大不同

第二篇 中醫養心大法
中醫如何養心

第一篇

中醫的心臟

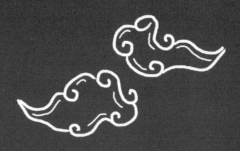

同樣一顆「心」，
含義大不同。

我們平常說的心臟病，多指心臟此一實體器官而言。在西醫中，心是一種形態器官，有跡可循。從解剖學上講，心位於胸部左下方，在乳頭附近，約為人的拳頭大小。而中醫認為，心不是一個獨立的形態器官，在解剖學上也找不出一個具體的位置，反倒是一種功能器官。正所謂「（心）主血脈、藏神志，為五臟六腑之大主」，心可主宰人體生命活動、協調五臟六腑生理功能。

西醫學中的心有形有用，而中醫學中的心無形有用；前者的心可見，後者的心不可見，卻又貫穿於生命活動始終。我們可以這樣比喻：中醫的心是皇帝，西醫的心乃在外征戰的大將軍。皇帝雖不在戰場上，但他的指示卻無處不在，一個命令便能夠決定戰場的進與退、戰與和，也就是說，中醫學中的心一旦功能失調，整個身體就會出現異常。

雖然將軍在戰場上的一個決定，也能影響整個戰局的勝與敗，但他和其他戰士一樣，乃征戰的主體部分，是開疆拓土的功臣。相對而言，西醫的大腦才是靈魂所在之處，更像一國之君，而且有跡可循，是身體不可或缺的一部分。可見，中醫學的心包括了西醫的心與大腦的功能。

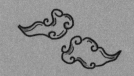

第一章
心為人體的君主

| 一、心為君主之官：心安則體健 |

> 「心者，君主之官也，神明出焉。」
>
> ——《黃帝內經‧素問‧靈蘭祕典論》

中醫認為，所有的臟腑中，心是「君主之官」，為皇帝的位置。我們身體的各個部位，在心這個「君主」的指揮下，各自分工合作，維持正常的生命活動。

⊙ 心主導全身器官

人體器官之所以能順利進行生命活動，都是因為有心在主導。比如說肺是「宰相」，透過呼吸調動氣來輔佐心；肝是「大將軍」，為心衝鋒陷陣、解毒救難；脾胃管「糧倉」，主要負責消化食物，提供身體營養並將多餘的部分貯存起來；小腸對食物進一步消化吸收；大腸向體外排毒；腎統籌身體的水液調節；膀胱盯水道，排尿液……這些都離不開心的主導。

那麼心是如何當上「君主」的，它究竟有什麼貢獻呢？心成為「君主之官」，是由其強大的功能所決定的，很明顯的一點就是，心透過不斷跳動，為全身帶來能量，若其嘎然而止，生命也就不復存在了。

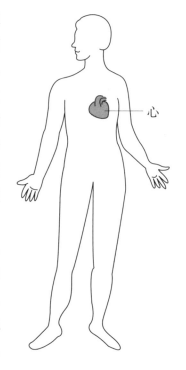

心

⊙百病皆由心生

最早將心臟稱為君主的，是中醫典籍《黃帝內經》。它把人體的五臟六腑命名為十二官，心為君主之官。裡頭是這樣描述心的：「心者，君主之官也，神明出焉……故主明則下安……主不明則十二官危。」意即將我們的身體比作一個國家，生命活動能夠正常進行，都要靠心的統率。

那「主不明則十二官危」是什麼意思呢？大家都知道商朝的亡國之君紂王，寵幸妲己，酒池肉林，荒淫無度，搜刮民脂民膏，對黎民百姓乃至國家的重要官員都恣意殺戮，其最終下場當然是國破家亡。身體也是一樣，不好好保護自己的心，整日思慮過多、暴飲暴食、起居無度，一旦超過可承受的負荷，使它失去清明，導致所謂的「君主不明」，那整個人都會處在危險之下。

心臟不停地跳動，為人體各個部位提供養分，如果它出現問題，其他器官必定會受到影響。心臟統領器官們共同工作，確保人體能進行各種生命活動，如同皇帝管理文武大臣。「文武大臣」無法各盡其職，人就會生病，但歸根究柢是「皇帝」管理失當。也就是說，心若有異常，會導致眾多疾病搶著出籠。

《黃帝內經》對人體臟腑的描述

養心小叮嚀

心者，君主之官也，神明出焉。肺者，相傅之官，治節出焉。肝者，將軍之官，謀慮出焉。膽者，中正之官，決斷出焉。膻中者，臣使之官，喜樂出焉。脾胃者，倉廩之官，五味出焉。大腸者，傳道之官，變化出焉。小腸者，受盛之官，化物出焉。腎者，作強之官，伎巧出焉。三焦者，決瀆之官，水道出焉。膀胱者，州都之官，津液藏焉，氣化則能出矣。

所以中醫有「百病皆由心生」的觀點，認為調養身體，需要從養心開始。

⊙ 正常心臟的結構

人體的心臟形如桃子，大小相當於拳頭，男性的通常要比女性的大一些。

心臟位於胸腔內，橫膈膜（用於分隔胸腔和腹腔）的上方，兩肺之間，前有胸骨及肋骨，後有食道和脊椎。以胸骨中線為界，一般人的心臟 2/3 位於中線的左側，1/3 在中線的右側，於左胸前可以摸到明顯的心臟跳動。也有極少數人是「右心症」（心

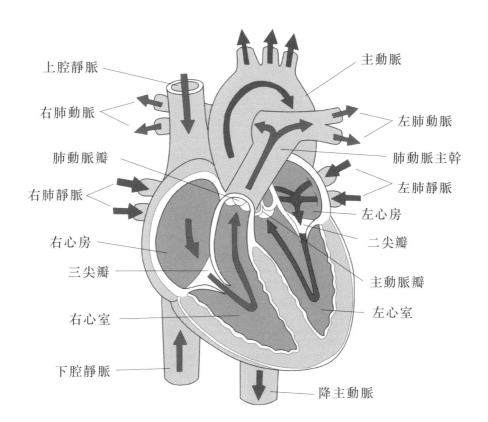

- 上腔靜脈
- 右肺動脈
- 肺動脈瓣
- 右肺靜脈
- 右心房
- 三尖瓣
- 右心室
- 下腔靜脈
- 主動脈
- 左肺動脈
- 肺動脈主幹
- 左肺靜脈
- 左心房
- 二尖瓣
- 主動脈瓣
- 左心室
- 降主動脈

臟主要位於右側）。

　　成年人心臟長 12 ~ 14 公分，寬 9 ~ 12 公分，厚 6 ~ 7 公分，重量約 260 克。心尖鈍圓，大多數人向著左前下方。

　　心臟主要由心肌構成，有四個腔室：後上部為左心房和右心房，前下部為左心室和右心室。正常情況下，左右側腔室不直接相通，心房中間以房間隔分開，心室中間以室間隔阻斷。同側心房與心室之間有瓣膜，可控制彼此之間通道的開放或關閉，使血液定向由心房流入心室，不能倒流。

　　右心房和右心室之間的瓣膜稱為「三尖瓣」，左心房和左心室之間的瓣膜稱為「二尖瓣」。右心室經過肺動脈瓣與肺動脈相通，左心室經過主動脈瓣與主動脈連結。

心臟出現問題，血液循環就會受到影響

養心小叮嚀

　　人體中各個器官的活動都需要養分，而運輸養分的載體是血液，推動血液流動的力量則由心臟所提供。它猶如一個壓力幫浦，把血液送達體內每一個角落，讓營養進入細胞中供給能量，以完成身體各種生理機制的運作，人才得以存活。心臟一旦出現問題，血液循環就會受到影響，導致很多器官運轉失靈，引發多種疾病。

⊙ 心臟如何跳動泵血

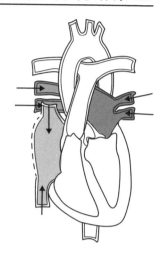

1

心室開始舒張，室內壓迅速下降，當低於動脈壓時，動脈瓣關閉。但此時室內壓仍高於房內壓，房室瓣持續關閉，心室容積不變，壓力逐漸減小，稱等容舒張期。

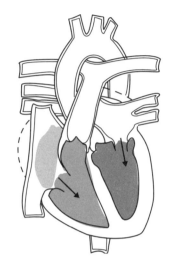

2

隨著心室繼續舒張，由於心室與心房內壓力不同，房室瓣開放，血液快速充盈心室，動脈瓣仍處於關閉狀態。

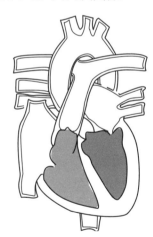

3

心室與心房壓力差慢慢減小，血液充盈速度逐漸變慢，房室瓣開始關閉，此段時期稱為減慢充盈期。

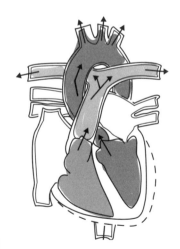

4

心室開始收縮，室內壓快速上升，當室內壓超過主動脈壓時，主動脈瓣開放，進入射血期，血液從心室射入動脈。

| 二、心主神明：主宰人體生命活動 |

「心主神。神者，五臟專精之本也。為帝王監領四方，夏旺七十二日，位在南方，離宮火也。有生之來謂之精，兩精相搏謂之神，所以任物謂之心神者，心之藏也。」

—《備急千金要方・心臟脈論》

中醫的心不單單是心臟這個器官本身，還指人體的感覺、精神等。

⊙心：人體生理和心理活動的總指揮

心主神，主，就是管理。而神有廣義和狹義之分。廣義的神，是指我們整個人體生命活動的外在表現，如形象以及臉色、眼神、言語、應答、肢體活動等，都包含在內。換句話說，凡是表現於外的「形徵」，都是生命活動的外在反映，也就是我們經常說的「神氣」。《黃帝內經》云：「得神者昌，失神者亡」，指的即是這種廣義的神。

狹義的神，乃心所主之神志，是指人的精神、意識、思維活動，它不僅是人體生理功能的重要組成部分，在一定條件下，還能影響其他各方面的協調平衡。

在臟腑生理活動中，心就像一個「指揮調度中心」，心神正常，則各臟腑協調合作，健康有序；若心不藏神，「指揮調度」不力，就會出現精神意識和思維的異常，遂表現為失眠、多夢、神志不寧，或反應遲鈍、精神不振、健忘等臨床症狀。

在心理活動中，中醫認為心臟勤奮工作，承受外界的各種壓力。心承受力強的人，則心胸豁達、堅強樂觀，碰到「山重水複疑無路」的困境，也能積極應對，最終會「柳暗花明又一村」。

心承受力弱的人，則容易出現心悸、心慌、心煩、失眠多夢、精神不振，甚則癲狂、意識模糊等異常表現。

神志疾病發作初期，多隱藏於內心深處，不影響正常生活，平日外人不易察覺，只是會時而感嘆，或開心，或鬱悶；嚴重時可能出現茶飯不思、寢食難安，影響正常作息。

當然，人的精神、精力充沛，心情舒暢，也利於心臟功能的發揮，且有養心的作用。曾有報導提及，原本性情溫和的人做了心臟移植手術後，性格大變，反倒成了暴躁易怒之人。美國醫學家阿拉特拉斯博士也說：「心臟實際上是一種具有思維能力的智慧臟器。」

西醫認為大腦才是人體心理活動的主宰，思考、記憶一「腦」包辦。但中醫認為大腦也需要心神來輔助，沒有心神，又怎能思考和學習呢？

⊙為什麼要養心安神

前面說過心主神明，心是五臟六腑之主，主管人的精神活動，所謂「主明則下安，心動則五臟六腑皆搖」。所以養心安神，對保持身心健康具有十分重要的意義。

道家養生有一個三丹田學說，認為腦部是上丹田，乃精髓的聚集處；心為中丹田，是神明的聚集處；少腹（小腹）為下丹田，是精氣的聚集處。

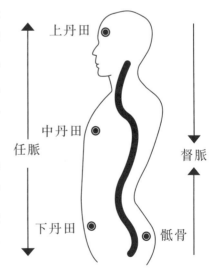

　　中國是個農業文明古國，對土地的認識極深，認為田是用來耕耘播種的，撒下種子就能夠生長發芽。丹田即是能生發出精、氣、神的地方。氣生於下丹田，神生於中丹田，精生於上丹田，中丹田還是精、氣、神三個能量的轉換之所。

　　道家非常重視三丹田養生，尤其是中丹田心神的保養，認為真正的長壽是達到「心神相守」。用現代語言解釋，就是長壽要有品質。道家養心神的方法便是靜坐，透過練習，讓心神安寧（靜坐的具體方法見下圖）。

　　醫學研究發現，心神安定時，人的腦波非常穩定且有節律；此外，靜坐還可以減少能量消耗，緩解疲勞。所以我們可以試著每天靜坐 10 分鐘，讓自己心神安定。

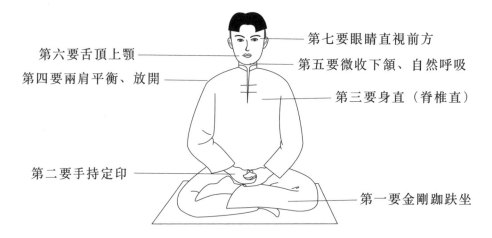

第六要舌頂上顎

第四要兩肩平衡、放開

第二要手持定印

第七要眼睛直視前方

第五要微收下頜、自然呼吸

第三要身直（脊椎直）

第一要金剛跏趺坐

一個人的氣色好壞和心臟有關

養心小叮嚀

　　心臟功能差的人，往往精神萎靡、面無血色，就像秋天的枯草，毫無生機；心臟功能強的人，常常面色紅潤、神清氣爽，好似春天的草木，蓬勃發展。所以說心臟不光主血，還藏神，心明則神明，人體健康。

| 三、心主血脈：是人體氣血的發動機 |

> 「心主身之血脈。」
>
> ——《黃帝內經・素問・痿論》

《黃帝內經・素問》中有記載：「人之所有者，血與氣耳。」就是說人體的五臟六腑、骨骼經絡乃至毛髮皮膚，都必須依賴氣血的滋養，沒有氣血就沒有生命，而氣血的根本來源就是我們的心。

⊙ 心讓血和脈緊密相連

《黃帝內經・素問・痿論》中說「心主身之血脈」，包括主脈和主血兩個方面。脈，即血脈，又稱經脈，為血之府，乃血液的居所。它是血液運行的通道，依賴心臟的搏動將血液輸送到全身，川流不息，循環無端，發揮其濡養的作用。脈道是否通利直接影響血液的正常運行，意即只有血脈通利，我們的生命才能存在，並充分發揮功能。

⊙ 心臟的正常搏動依賴心氣

血在脈中運行，不是像水一樣從高到低的流動，所以，要有一定的動力，而藏於心中的「心氣」，就是這股推動血液循行之力。現代醫學亦認為心臟是主導血液循行的器官，這與中醫學的「心主血脈」「諸血皆歸入心」的認識是一致的。

中醫認為，心臟的正常搏動依賴心氣。心氣充沛，才能維持心力、心率和心律，血液才可以在脈中正常運行，進而面色紅潤，脈象和緩有力。當然，血液是否運行順暢，也依賴其本身的充盈，如果血液衰少，脈絡空虛，同樣會影響心臟的正常

搏動。

　　綜上所述，血液的正常運行，須以心氣充沛、血液充盈、脈道通利為前提，若是心氣不足、血液虧虛、脈道不利，勢必造成血流不暢，導致面色蒼白，脈細弱無力，甚則發生氣滯血瘀，

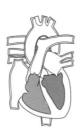

心主血脈

心氣推動血液　　流注全身，發揮營
在脈中運行　　　　　　　養和滋潤的作用

心脈直接相連　　　　　　血液在心和脈中周
互相溝通　　　　　　　　而復始地流動

⊙心主血脈功能失調致使動脈粥狀硬化

　　心主血脈功能的失調與動脈粥狀硬化有著密切的關係，兩者的臨床表現十分接近。中醫講的心主血脈理論，全面而準確地概括了心臟在血液循環過程中，所發揮的重要作用。

　　在心的主宰與控制下，以心氣為動力，血、脈為物質基礎，血運行於脈中，濡養著五臟六腑、四肢百骸。如果心主血與主脈的功能失調，會造成氣滯血瘀、心脈痺阻、脈道不通，就可能發展為動脈粥狀硬化。這就是為什麼動脈粥狀硬化的病位在脈壁，根本卻在於心主血與主脈功能的失調。大量循證醫學證明，動脈粥狀硬化並不是老化的必然結果，可以應用藥物進行預防與治療。

　　有這樣一位老年患者：男，70歲，5年來常常心悸、胸悶、氣短。幾乎每年都要住院1～2次，被診斷為心肌供血不足，西醫採用了多種藥物靜脈注射治療，但效果不明顯。

　　某一天，他來找我，我依據患者顏面、唇甲青紫及舌苔薄白、舌質淡紫、脈細澀，辨證為心氣不足、氣滯血瘀，診斷為胸痺，並根據益氣養心、活血化瘀的治療原則，開出了中藥方劑：以黨參、五味子、麥冬益氣養心，兼以紅花、桃仁、川芎、丹參

活血化瘀，輔以薤白、瓜蔞、烏藥、降香寬胸、理氣、止痛。

　　連續治療 3 個月，患者顏面泛紅，唇甲青紫消失，心悸、胸悶、氣短的症狀也沒有了。還可以每天晨起散步，適當做一些家務，看看書。近幾年他的身體很好，再也沒住過院。這個就是中醫心主血脈理論與臨床實際結合的典型例子，體現了中醫辨證論治的優勢。

⊙ 身體氣血不調的警訊

　　如果身體出現以下這些症狀，就要注意了，因為它可能已經氣血不調了。

1. 面色蒼白，唇色暗淡，疲倦無力，頭暈耳鳴，脫髮。
2. 失眠或睡眠品質差，白天愛睏，心悸，胸悶，舌淡、胖大有齒痕。
3. 肢體痠痛麻木，手腳冰冷或莫名手心發熱，食慾減退，噁心嘔吐，腹脹腹瀉，小便不暢，便祕。
4. 女性經期推遲或提前，或已過更年期尚未閉經；男性陰部墜脹不適。

⊙ 如何讓氣血暢通

　　我教大家一個很簡單的養心順氣法，就是扭胳膊功。足部有身體各個臟腑的反射區，其實胳膊上也有。整個胳膊可以看成一個身體，手部是頭、腕部是頸、肘部是腰。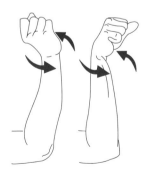

　　練習這個方法時，雙手虛握拳，由手帶動腕部和肘部，先向外盡力扭轉 10 次，再向內盡力扭轉 10 次。這套動作不拘時間，想起來就能做。經常如此活動能夠加快頭、頸、腰及四肢的氣血流通。

| 四、心陽與心陰：身心和諧的「天平」|

> 「陰陽者，天地之道也，萬物之綱紀，變化之父母，生殺之本始，
> 神明之府也，治病必求於本。故積陽為天，積陰為地。陰靜陽
> 躁，陽生陰長，陽殺陰藏，陽化氣，陰成形。寒極生熱，熱極
> 生寒，寒氣生濁，熱氣生清。清氣在下，則生飧泄。濁氣在上，
> 則生䐜脹。此陰陽反作，病之逆從也。」
>
> ——《黃帝內經‧素問‧陰陽應象大論》

　　退休後的老王，心臟出了毛病。他平時喜歡小酌兩杯，起初喝
完酒後會感到心慌、胸悶，後來總是怕冷、失眠、盜汗。我告訴他，
這是因為喝酒抽菸導致心陽虛，血脈阻閉，所以會出現心慌、怕冷
的症狀。之後幫他開了一些藥，如人參、肉桂、麥冬、丹參、三七
之類，並囑咐他要學會調養心臟、增補心陽氣，這樣才能使症狀減
輕，降低心臟發病的機率。

　　很多大家熟悉的明星都是因為心臟病過世的，其發病原因絕大
部分是由於心陽不足，導致身體氣血流動不暢，心脈不通。

⊙ 何謂心陽與心陰

　　說到心陽，就要先講一下陽氣。陽氣就像煮飯的火，有火
才能夠將食物由生的變成熟的。萬物有陰陽之分，人體內也有
陽氣與陰氣的區別。《黃帝內經》中提到：「陽氣者，若天與日，
失其所則折壽而不彰……陽者，衛外而為固也。」也就是說，
人體的陽氣像天上的太陽一般，如果天上沒了太陽，地面也就
萬物不生；人若沒有陽氣，生命就會停止。

　　陰氣與陽氣相對，就功能與形態來說，陰氣指形質；就臟

腑功能來說，則五臟之氣均為陰氣。陰氣主靜，陽氣主動，陰陽和諧，動靜有度，生命才能得以延續。

心陽和心陰是相對而言的，心陽是指心的陽氣，是心氣的體現，心陽過盛或者過衰，都會讓心臟、血脈出現問題。心陰是心臟的陰液，和人體的肺、腎有很大的關係。心陰不足，人會感到心煩意亂、失眠多夢、口乾舌燥，就是我們常說的心陰虛證。所以心陽和心陰都要保持在一個穩定的狀態，這樣心才不易出問題，身體才更健康。

大到自然界，小到人體，都講究陰陽平衡，陰平陽祕是最理想的狀態。心這個君主之官，指導全身的生命活動，離不開陽的推動，同樣也缺不了陰的滋養。就像燒一壺開水，火是陽，水是陰，沒有火，水不會燒開；而沒有水，只有火，不僅無水可喝，還會把水壺燒壞。

⊙ 心陰虛會出現哪些症狀

那究竟在什麼狀態下，人體容易心陰不足、陰虛火旺呢？一般來說，像久病體虛、思慮太過、情志不暢或心火太大，都會過度消耗人的心陰，出現虛熱內生、陰虛火旺的現象。心陰虛的人基本上都有以下症狀，大家可以「對號入座」，自我判斷一下是否有心陰不足的情況。

1. 潮熱、盜汗、面紅、手足心熱。
2. 口舌生瘡、舌紅少苔、口渴咽乾。
3. 心煩、心悸、失眠、多夢。

另外，心陰虛和腎有密切的聯繫，心屬火，腎為水，水不上行，心火不調，水火失衡，最終導致心陰虛。所以，調心陰可從滋腎做起。心陰虛者需要注意少勞累、少出汗，多吃滋養心陰之品，如用西洋參 3 克、麥冬 3 ～ 5 克、桂圓肉 5 ～ 10 個泡水喝，或吃些冰糖紅棗小米粥、百合藕粉、銀耳蓮子羹等。

　　心陰是生命的「真水」，乃「一點真水被包圍在兩火之中」，很容易被陽氣耗掉，所以保養心陰非常重要。

⊙ 心陽虛會出現哪些症狀

　　心的陽氣不足，人體的氣、血、水等物質就無法正常氣化，它們停聚在身體局部，導致一系列的陽虛現象。整體來講，心陽虛乏容易出現以下症狀：

1. 失眠，便祕，手腳冰冷，畏寒怕冷，胸口憋悶、刺痛，口舌發紫，尿少水腫。
2. 精神萎靡，神經衰弱，反應遲鈍，貪睡，懶言聲低，面色蒼白或青紫。
3. 動則汗出，時常會有心跳加速、心悸的情況。

　　人為什麼會出現心陽虛呢？原因有很多，像久病體虛、思慮過度、過量服用藥品、起居飲食無度等都是。陽虛則寒，氣血流通無力，五臟六腑失養，人自然就容易生病。一個人陽氣充足，就有足夠的熱氣來保護我們的身體，它是護衛人體最堅實的屏障，如果全身上下充滿陽氣，人是不會輕易生病的。要想不生病，必須保證心陽不絕，如此身體才能進行正常的生命代謝，整個人也就會生機蓬勃。

　　許多罹患癌症的人，身體都偏寒，一到冬天手腳皆是冰冷的。而癌細胞最喜歡的，就是這樣停滯的寒氣，所以癌症到末期時，患者會出現身體寒極，腹水或者下肢積水。所以要想遠離癌症，就得四肢不冷，亦即需振奮心陽。

　　有心陽虛症狀的人，夏天尤其應該避免多出汗，以防傷了心陽；可用人參 2 ～ 3 克或西洋參 3 ～ 5 克泡水喝，或服生脈飲（人參或黨參、麥冬、五味子）口服液。

| 五、心腦相通：心清則腦明 |

「心有血肉之心與神明之心，血肉之心即心臟。神明之心，主宰萬事萬物，虛靈不昧，實質為腦。心主神明，腦為元神之府；心主血，上供於腦，血足則腦髓充盈，故心與腦相通。」

——《中醫基礎理論》

老馬今年六十多歲了，被心臟問題困擾了十多年，經常感到頭痛、頭暈，腦袋不清醒。最近他常記不住東西放在哪裡，自己剛做的事有時都想不起來，常嘆氣說：「人老了，腦袋不管用了。」

心臟不好會影響大腦嗎？它們彼此之間又有什麼關係呢？為什麼有些心臟病患者會出現頭腦不清楚的狀況呢？其實中醫認為腦和心是相互關連的，二者任何一方出了問題，都會影響另一方，這就是人們常說的「心腦相通」。

⊙心腦相通，心通則腦明

心屬火，主神明，有關思維、認知的功能都歸心。在具體器官上，腦有思維的能力，中醫認為腦也隸屬於「心」的管轄。在中醫裡，腎主骨生髓，腦為髓海，於本質上腦需要腎精的滋養；而腎屬水，腎水靠心火的引導，才能上達、滋養腦部。

《醫學衷中參西錄》說：「心腦息息相通，其神明自湛然長醒。」心主神明，腦為元神之府；心主血，上供於腦，血足則腦髓充盈，故心與腦相通。喜怒哀樂能夠透過心來體現，我們常用的開心、心痛等詞，都是情緒的表達。而有時我們會說頭痛、傷腦筋，是大腦的感知，也是情感的表達，所以說二者是相互關連的。

　　思考依靠大腦，但大腦也需要營養，需要供血，而這些則由心臟來完成。心臟透過血液，把營養物質運輸到大腦，保證它正常工作。所以，我們感到頭暈、頭痛，有時可能是心臟出了問題，導致輸送到大腦的血液流速變得緩慢，供血不足，頭腦自然不清醒。所以要想頭腦清晰、思維敏捷、邏輯合理，需要強大的心來幫忙，我們一定要學會養心，養心即護腦。

⊙ 腦的疾病，可以從心上找原因

　　我們常形容一個人的記憶力好，會說這個人腦子靈光；有些人健忘，也會被認為是大腦出了問題，但其實這和心也有關係。心的功能正常時，我們會頭腦清晰、思維敏捷、精力充沛。如果心的功能低下或異常，就特別容易出現一些精神方面的症狀，譬如說健忘等。

　　健忘是指記憶力差，遇事容易忘記。導致健忘的原因，除去腦部器質性病變外，這其實和心的功能好壞息息相關。心主血脈，為大腦提供血液，如果氣血不通暢，大腦就不能得到充足的營養，記憶功能自然會衰退，就容易出現健忘症狀。

　　中醫認為「瘀血攻心，心血不足，則神氣昏迷，腦則不明」，清楚闡述了健忘和心臟間的關係。尤其是老年人，因為年齡的緣故，心臟功能減弱，血管彈性下降，導致輸送到大腦的血液減少，進而出現健忘、失眠、頭暈等症狀，嚴重時甚至會引發阿茲海默症。所以年長者出現健忘的情形，可以考慮透過強心來改善。

　　現代醫學上有所謂「植物人」的說法，是指腦組織受到嚴重損傷，基本失去知覺，但心臟仍在跳動，生命得以維持──即自主神經系統繼續在運轉。如果修復得當，還是有可能會恢復正常的，有很多植物人即在親人的關懷照顧下甦醒過來。

　　心腦相連，腦不好也會反作用於心，影響人的神智和氣血運行，不過這種情況比較少見。從日常保健來說，還是要多保養我們的心，心清則腦自明。

⊙養心補腦小撇步：手梳頭

　　這裡告訴大家一個養心補腦的中醫祕法，就是用手梳頭。頭為諸陽之會，所有陽經都會匯聚在頭上，按摩頭部就等於按摩了所有的陽經。

　　操作方法是：先用手略微用力揉後頸，使新鮮氣血往頭部流動，再用手指從額頭向後腦勺梳頭。梳頭過程中遇到的小疙瘩，都是經絡不通的地方，可在此處停下，多按摩一會兒。每天用手指梳頭 10 ~ 15 分鐘就可以了。不過要想效果好，一定要長期持續，小疙瘩消失時，人體經絡就會恢復通暢。

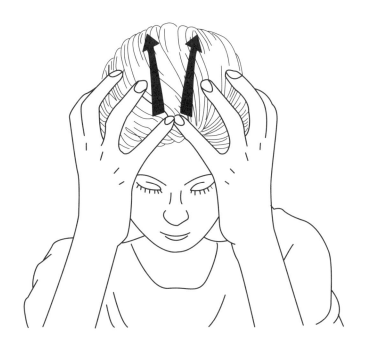

| 六、心與情志：心主喜 |

> 「喜傷心，恐勝喜。」
>
> ——《黃帝內經·素問·陰陽應象大論》

　　中醫認為，五臟對應五種情感—心為喜，肝為怒，腎為恐，肺為憂，脾為思。也就是說，這五種情感分別歸五個臟腑來管，如果某種情感太過，就會傷及所屬的臟腑。比如說，太過思慮會傷脾，過於憂愁會傷肺，所以思慮過多又動不動愛憂傷的人，往往腸胃不好，會特別消瘦，還容易罹患呼吸系統的疾病。

⊙過度興奮，會損傷心氣

　　同樣的道理，心為身體的君主，主喜樂。人精神愉快，心氣就舒暢；身體氣血運行良好，人也會變得健康、有朝氣。凡事都有個度，度把握不好，就會出差錯，情緒也是一樣。如果心這個君主大喜過望，就會「得意忘形」，傷了心氣，使心氣渙散，輕則出現喜笑不休、心悸、失眠等症狀，重則影響神智，像《儒林外史》中的范進，就是因為過喜瘋癲了。

　　書中寫到，窮書生范進寒窗苦讀，一直沒考取功名，直到54歲僥倖中舉，高興到發了瘋。中醫認為范進的發瘋是因為過喜傷心，痰濕上湧，痰迷心竅，而致瘋狂。痰是內臟功能降低和血流減緩所產生的代謝物，它囤積於內臟或經絡中，就會造成身體失調。

　　范進中舉發瘋以後，他的老丈人胡屠戶狠狠地打了他一巴掌，打得范進昏倒在地，嚇了一大跳。他平時就懼怕胡屠戶，這一打反而清醒了，有利於除痰開竅，病也就好了。這也體現

了中醫的心理治療—用恐懼克制過喜，也就是水剋火的道理。

⊙ 太過高興，易導致心臟疾病

常有許多老年人，特別是心臟不好的，遇到高興的事情容易發生猝死，例如與兒女團聚，特別歡喜，哈哈一笑就「高興死了」。為什麼會這樣？

藥王孫思邈說：「喜傷心，精氣並於心則喜。」心主喜，精與氣在心中交會就會生喜。如果心臟不好，心氣便容易耗散，而過喜會加快這種心氣的耗散，造成不足，影響心主血脈和心主神明的功能，人就容易出現心腦血管疾病。

人體的血壓、心跳在情緒平和的情況下，維持著穩定的節律，如果過於興奮，血壓會升高，心跳也會驟然加快，心臟和血管一時適應不了這種突然變化，會出現心臟供血不足或者血管破裂等問題，進而發生心肌梗塞、中風、心臟驟停等憾事。

人過中年，全身的動脈均會發生不同程度的硬化，情緒激動時身體能耗增加，心臟跳動劇烈，心肌來不及供血，就會突然有心絞痛甚至心肌梗塞或心搏驟停的情形。

所以，任何過分激動都是不可取的。對於喜與悲、興奮與氣憤、順境與逆境、快樂與痛苦等，都應一視同仁，採取「冷處理」的方法，要善於自我調節情感，保持穩定的心理狀態，一定不要超過正常的生理限度。

| 七、心與徵音：音樂養心之道 |

「南方赤色，入通於心，開竅於舌，藏精於心，故病在五臟。
其味苦，其類火，其畜羊，其穀黍，其應四時，上為熒惑星，
是以知病之在脈也。其音徵，其數七，其臭焦，其液汗。」

—《針灸大成》

「百病生於氣而止於音。」中醫認為，音樂可以調理我們的情緒，
並與臟腑之氣產生共鳴，從而發揮條暢精神、鼓動血脈和心脈的效
用。在中國古代，音樂除了可以頤養身心、舒神靜性，還是一種特
殊的養生（治療）方法。即音樂能調養五臟、治療疾病，「一曲終了，
病退人安！」

＊五臟六腑與五行、方位、五音等對應關係圖表

五臟	肝	心	脾	肺	腎
主	疏泄	血氣	運化	宣降	精髓
藏	魂	神	意	魄	志
五行	木	火	土	金	水
方位	東	南	中	西	北
充	筋	脈	肌	皮	骨
華	爪	面	唇	毛	髮
開竅	目	舌	口	鼻	耳
表裡	膽	小腸	胃	大腸	膀胱
色	青	紅	黃	白	黑
味	酸	苦	甘	辛	鹹
嗅	臊	焦	香	腥	腐
音	角	徵	宮	商	羽

⊙五音可療疾

早在兩千多年前，古人就提出了「五音療疾」的理論，認為音樂具有中藥的各種特性，如歸經、寒熱溫涼、升降浮沉等。此外，中醫講究五行，將五臟與五行分別對應：心對應火，肝對應木，脾對應土，肺對應金，腎對應水。

由於中國古代的音樂只有角、徵、宮、商、羽五音，因此中醫也賦予音樂五行的屬性，分別是：角對應木，徵對應火，宮對應土，商對應金，羽對應水。

⊙徵音入心，養護心臟

徵音相當於簡譜中的「5」，徵調的風格歡快，輕鬆活潑，像火一樣升騰，具有炎上的特性。中醫認為徵調入心，對心血管的功能具有促進作用，對血脈瘀阻引起的各種心血管疾病也有顯著療效。

代表曲目
《山居吟》《文王操》《漁歌》等。

收聽時間
中醫認為，11 ~ 13 時氣血流至心經，19 ~ 21 時流至心包經。心包戌時（19 ~ 21 時）興旺可清除心臟周圍的外邪，使其處於良好狀態。從心經、心包經所歸屬的時間來看，徵音在午睡前收聽較好，音量不宜過大，可發揮一定的催眠作用，當然也可以在晚飯後收聽。每日聽 1 ~ 2 次，每次 30 ~ 60 分鐘即可。

適合族群

　　心精氣虛少，推動血液運行功能減低者，可見心慌，面色無華，脈虛無力等；心血虛少，脈道不充者，可見心悸、面色口唇蒼白；心血瘀阻者，可見胸悶胸痛。所以有失眠、多夢、精神萎靡、心慌、心胸憋悶、胸痛、煩躁、舌尖部潰瘍的人都可以聽聽徵調。

穴位保健

　　每天用拇指按摩極泉穴（位於腋窩頂點，腋動脈搏動處）、少海穴（曲肘，當肘橫紋內側端與肱骨內上髁連線的中點處）、少府穴（位於手掌面，第4、5掌骨之間，握拳時小指尖處）3～5分鐘，可清心除煩、改善睡眠、增強心臟活力。

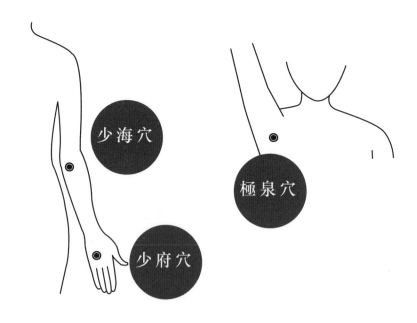

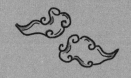

第二章
心與臟腑命運相關

| 一、心為火臟：人體有個圓，水火在上下 |

「心為火臟，燭照萬物。」

——《血證論》

人是由兩種能量構成的，一種為陰，一種為陽。《黃帝內經》說：「人生有形，不離陰陽。」那麼，陰陽在人體內究竟是怎樣一個狀態呢？它們如何運行？又有什麼規律呢？

⊙生命就是水與火的結合

我們常形容兩個相互矛盾的事物為水火不容：水性寒，火性熱。水往低處流，火往高處走；水屬陰，火屬陽；火碰上水，立刻就會熄滅；火大了，水就會被燒乾；所以水與火是一對無法調和的矛盾。從物性角度來看，水火是不容的，但生命的偉大之處，就在於它超越了物性，調和了水火。

中醫認為人的生命就是水與火的結合。因為有火，所以人的體溫能維持在 36.5℃ 左右，不會太寒；因為有水，所以人的體溫只能維持在 36.5℃ 左右，不會太熱。

⊙火就是心，水就是腎

心就是人體中的火，亦即太陽，中醫說：「心為火臟，燭照萬物。」意思是心就像天空中的太陽一樣，給大自然帶來光明和溫暖，如果失去了它，大地將一片黑暗，萬物就不復存在。如果人體沒有了火，血液流動就會停止，身體也會僵冷，生命自然消失。

中醫認為腎乃人體中的水，也是雨露。萬物生長靠太陽，雨露滋潤禾苗壯，心像太陽一樣溫暖身體，腎似雨露般滋潤身

體。在自然界中，雨水充足，樹木就會生長。就像在人體中，腎水充沛，肝氣才會升發。

⊙ 人體中的水火如何運行

人體中五臟六腑是上下分布的，腎在最下面，屬水臟；心在上面，屬火臟。按照物性規律，火應該往上升，水則是往下流，但人體中的水火卻是相反的，水往上升，火往下降。中醫認為「人之有生，心為火居上，腎為水居下，水能升而火有降，一升一降，無有窮已，故生意存焉。」意思就是，人之所以有生命，就是因為水能上升，火能下降，不斷循環。

在人體內，心火下降，溫暖腎水。腎水被溫暖之後，就開始往上升，從而使脾得到溫暖。脾溫暖之後，脾氣上升，將一部分營養物質送到肺臟，再由肺協助向全身輸布。腎屬水、脾屬土、肝屬木，腎水上升，脾土得到溫暖之後，肝也取得營養，便要開始發展了，就像大地逢春，花草樹木欣欣向榮般；肝氣的發展方向是隨著脾土之氣上升，中醫有句話叫「肝隨脾升，肺隨胃降」。

中醫裡肝脾之氣都是從身體左邊上升。有人會說，肝不是在右邊嗎？怎麼跑到左邊去了？這裡說的是肝氣，乃一個功能系統，不單指臟器。所以，人左邊身體有病，常常是由肝脾之氣，尤其是肝氣上升不正常導致的。人的肝氣不疏，左邊胸部就會痛。

當肝脾之氣從左邊上升到頂部時，就會遇到心和肺。心屬火、肺屬金，心配夏天、肺配秋天，心火的特點本來是向上的，但由於有肺臟的存在，心火被帶著向下行。肺氣的特點是收斂，主肅降，就像大自然中，不管夏天多熱，遇到秋天，氣機就開始往下降了。

人體也是這樣，心火遇見了肺氣，就會掉頭向下，一直降

到腎中溫暖腎水，使得腎水不至於過寒。而腎水隨著肝木上升，到達心火的位置，使得心火也不至於過熱，這叫「水火既濟」。所以，如果這個運動過程被破壞了，那麼心火就無法下降，憋在上面，大家就會看到上面熱、下面寒的現象—口渴、眼睛紅、口舌生瘡，但腿是涼的。

在肺氣下降的同時，胃氣也是下降的。在胃氣下降的同時，肺氣也隨著下降，這就是我們說的「肺隨胃降」。現在有好多的胃病，是胃氣上逆，即是氣機逆行的結果。

這個胃氣和肺氣的下降，是從右邊下行的。所以，如果人體的右邊有病，就要考慮一下氣機下行是否遇到了麻煩。脾土左升，肝氣和腎水都隨著升；胃氣右降，肺氣和心火隨著下降，這不正是一個左邊升、右邊降的圓圈嗎？在這個圓圈裡，脾胃一陰一陽，就是中心的軸，一切都是圍繞著它們來轉。所以我們說：人體裡面有個圓，水火在上下。

中醫認為疾病源於陰陽失調，人體內陰陽的運動就是水火的運動，也就是上述的圓周運動。身體內的圓周運動出了問題，人就會有毛病。這個時候必須要使用藥物、推拿、針灸等方法來條暢氣機，讓它們恢復正常運行，人體就會恢復健康。

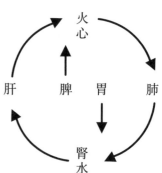

心病為什麼容易在冬天及夜晚發作？

心是火臟，與天之火氣相應。因為水剋火，冬天和夜晚屬水、屬陰、屬寒，所以心病容易在這些時間發作。這就提醒心氣虛者，應注意在冬天的夜晚保暖防寒。

| 二、心與肺：肺氣不足則心血不暢 |

「諸血者皆屬於心，諸氣者皆屬於肺。」

——《黃帝內經‧素問》

65歲的老段，年輕時在煤礦上班，負責煤塊裝卸，除了戴口罩外，沒有其他防護工具，煤屑粉末很容易吸入體內，導致他常咳嗽，而且經常胸悶。辭去工作後，老毛病一直沒好，還越來越嚴重，不僅氣短、胸悶，時常還伴有心痛、呼吸困難等症狀。後來他到醫院，診斷結果為肺部功能衰弱導致的心臟衰竭。肺與心究竟有何連結？肺出了問題會引發心臟疾病嗎？

⊙心與肺的關係

生活中，人們常常掛在嘴上的「沒心沒肺」「撕心裂肺」，就足見心與肺的特殊關係。這種關係在中醫理論中，就是心主血與肺主氣之間的相互依存、相互為用。

從心主血對肺主氣來說，心推動血液運行，一方面，能維持肺司呼吸功能的正常進行；另一方面，血是氣的載體，氣附於血而運行全身，從而使肺能實現主呼吸之氣和主一身之氣的功能。

從肺主氣對心主血來說，肺主氣，司呼吸，朝百脈，能促進、輔助心臟推動血液運行，是保證心血正常工作的必要條件。

連結心之搏動和肺之呼吸的中心環節，主要是積於胸中的宗氣。人體在肺司呼吸的作用下形成宗氣以養心，促進心臟推動血液運行的功能；心血運載宗氣以養肺，以維持肺司呼吸的功能。所以，宗氣具有貫心脈以行氣血和走息道以司呼吸的功能，能夠強化血液循環與呼吸之間的協調平衡關係。

⊙心肺相通，氣足則心明

五行中心屬火，肺屬金，火能剋金。我們知道肺在心上，外界的氣體首先是進入人體的肺部。如果心火不旺盛，心陽不足，那麼肺部就很容易受到病邪侵襲，人就會感冒、咳嗽。肺主氣，如果氣不行，那麼血自然不暢，血液流通出現問題，人怎麼可能不生病？所以說心肺是互相影響的，只有兩者相通，氣足血暢，才不會動不動就患病。

肺氣不足、血脈不暢的人，往往臉色蒼白、手腳發涼、舌苔淡白，所以有此類症狀的人一定要注意，尤其是三種症狀皆具備者更要小心，不然很容易導致血行不暢，誘發心血管疾病。此類人平時在飲食上要注意，冷食需適量。可以偶爾飲用一些生薑水，不僅能夠驅寒保暖，還能提升肺氣，促進血液流動。

⊙心肺兩臟的互相影響

病理方面，心與肺的病變會相互影響。如果肺氣虛弱，宗氣生成不足，使血行無力；或肺失宣降，氣機不暢，使血行受阻，就會出現胸悶、心悸、唇青、舌紫等症。反之，心氣不足、心陽不振，血行不暢，影響肺的宣發肅降，會出現咳嗽、氣喘等症。

⊙如何補肺氣、養心血

肺氣與心血相互為用，在補氣的同時也在補血，二者是互通的。中醫補益肺氣時經常搭配補益心血的藥物，如當歸、紅棗等，也是因為血能旺氣。同樣，心血虧耗日久，也會導致肺氣虧虛，所以在治療心血不足的病症時，也會加上補益肺氣的藥物，如太子參、黃耆等。

| 三、心與脾：脾損心陽，手腳冰涼 |

「脾氣入心而變為血，心之所主亦借脾氣化生。」

——《中醫基礎理論》

王小姐今年 30 歲，在一家公司擔任行政管理職務。她身高 165 公分，體重卻只有四十多公斤，從小到大都很瘦。王小姐平時飯量很小，對油膩的食物比較反感，還時常伴有失眠、頭暈、多夢等症狀。

她畢業後原本是從事業務，但長期奔波瘦弱的身體不堪負荷，所以改為目前的工作。她曾多次去醫院做檢查，醫生說她脾胃不好，在飲食上要注意，還為她開了養胃護心的中藥。她很困惑，脾與心之間是什麼關係呢？

⊙ 心與脾的關係

心與脾的關係，主要體現在兩個方面：一是血液生成的相互依存關係，二是血液運行的相互協同關係。

血液生成方面，心主血，心血供養脾，維持脾的正常運化；而脾主運化，為氣血生化之源，脾運正常，則化生血液功能旺盛，保證心血充盈。

血液運行方面，心主血，推動血液運行不息；脾統血，使血液在脈中運行而不致溢出於脈外。心脾協同，則血液運行正常。

⊙心事過重會導致心氣鬱結

食物要經過脾的運化才能變成營養，然後透過血液供應全身。如果一個人心事過重，就容易損傷心血；而心血不足就會影響脾的運化，人即會少食、乏力。短時間的心事過重，並不會對人體造成太大影響，但時間長了，就會導致心氣鬱結，血脈不暢，脾胃無法得到血液的滋養，消化功能自然不好，人往往會厭食、變瘦。

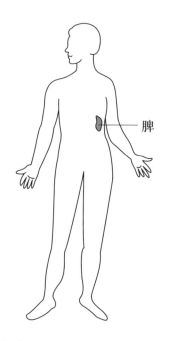

脾

⊙手腳發涼要注意

有人即使在夏天也會感覺手腳發涼，這可能就是脾虛或血虛引起的症狀。我們知道，脾負責運化人體內的營養物質，並輸布全身，如果運化功能差，營養不能及時送達各處，就容易生濕釀痰，導致手腳發涼。脾弱則心血不暢，心臟就會受到影響，所以說手腳冰涼的人很可能是脾功能較弱的表現。

手腳發涼的人，平時在飲食和個人生活習慣上，要注意防寒保暖，隨時增減衣物，少吃辛寒之物。

⊙心脾兩臟的互相影響

病理方面，心脾兩臟的病變會相互影響。如心血不足，不能供養脾臟，或思慮過度，使脾失健運，就會出現心悸、失眠、多夢、食少、腹脹、便溏等心脾兩虛證。反之，脾氣虛弱，運化無雙，則心血的化源不足，或脾不統血，失血過多，亦會導

致心血不足，最終出現食少、腹脹或慢性出血、面色無華、心悸、失眠、多夢等病症。

⊙ 如何健脾養心

傳授大家一個透過保養脾胃來養心的方法：艾灸足三里。足三里是人的保養大穴。古人說，艾灸足三里相當於進補一隻老母雞，對身體有很好的補益作用，且無不良反應，不會出現虛不受補的情況。

脾胃不好的人艾灸足三里時，會感覺全身都暖洋洋的，好像剛泡完熱水澡，很舒服。脾胃是後天之本，把後天之本保養好了，就相當於一輛維護得當的好車，自己想去哪裡就去哪裡，不會擔心它中途拋錨。另外，脾胃氣血充沛了，心血就會旺盛。所以艾灸足三里能發揮健脾養心的作用。

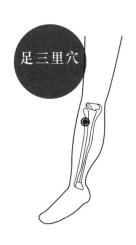

足三里穴

艾灸足三里穴

/ 取穴 /
在小腿前外側，外膝眼下 3 寸，距脛骨前緣 1 橫指（中指）處。

/ 做法 /
點燃艾條，對準足三里穴，距離穴位 1.5 公分遠施灸，每次灸 10 分鐘。

| 四、心與肝：火大傷肝更傷心 |

「神發於心，方其在肝，神未旺也，而已現其陽魂。」

——《四聖心源》

　　老李今年六十多歲了，因為經常喝酒的緣故，他的肝臟不太好，還因此住過兩天院。從那次以後，老李開始限酒了，但一直沒戒掉。一天，他突然感覺胸口隱隱作痛，趕緊到醫院檢查。醫生告訴他，他得了冠心病。老李不明白，自己之前只是肝臟不好，怎麼突然有心臟病呢？聽了醫生的講解才明白，原來肝和心密切相關，肝臟出問題時會影響心臟，進而誘發心血管疾病。

⊙ 心與肝的關係

　　心主血而藏神，肝藏血而舍魂。因此，心與肝主要體現在血液運行與神志兩方面，是既相互依存又相互協同的關係。

　　血液運行方面，心主血，肝藏血。心血充盈，心氣旺盛，則血液運行正常，肝才能有血可藏；肝藏血充足，並隨著人體動靜之不同進行調節，則有利於心推動血液運行。正如王冰注《素問 · 五藏生成篇》中說：「肝藏血，心行之，人動則血運於諸經，人靜則血歸於肝臟。」心肝協同，血液運行才正常。

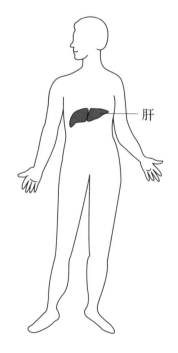

肝

　　精神情志方面，心主神志，肝主疏泄，皆與精神、情志活動密切相關。如《類經》說：「神藏於心，故心靜則神清；魂隨乎神，故神昏則魂蕩。此則神魂之義，可想像而悟矣。」心神正常，則有利於肝主疏泄；肝疏泄正常，調節精神情志活動，則有利於心主神志。心肝兩臟相互依存、相互為用，維持正常的精神情志活動。

　　心與肝在病理上的相互影響，主要反映在陰血不足和神志不安兩個方面，會出現心肝火旺和心肝血虛。

⊙ 心火旺則肝火大

　　「莫生氣，易傷肝」，這是我們常說的一句話，還有個成語叫「大動肝火」，這都說明生氣動怒對肝臟有影響。生氣時心火旺盛，肝陽上亢，交感神經過度興奮，血液中腎上腺素和正腎上腺素增多，導致氣血上行，心臟負擔加重。而心肝相通，肝火旺必定導致心火旺盛，就很容易出現心臟問題。所以說，保持愉悅的心情很重要，心情舒暢，肝火能夠得以平熄，心血自然就會順暢。

⊙ 心肝兩臟的互相影響

　　在血液和精神情志方面，心肝兩臟往往相互影響。如心血不足，則常導致肝血不足；反之，肝血不足，亦可造成心血不足，二者互為因果。臨床常見面色無華、心悸、頭暈、目眩、爪甲不榮、月經量少色淡等心肝血虛症。心神不安，可使肝失疏泄，或因情志所傷，亦可致心神不安，臨床出現心煩、心悸、失眠、急躁易怒或抑鬱不樂、脅肋疼痛等病症。

　　當肝出現病變的時候，人體往往表現為心悸乏力、胸悶不適、心煩急躁等症狀。這是因為中醫裡肝屬木，心屬火。大家

知道木頭是可以生火的，所以肝不好，心火自然不能旺盛。

　　另外，需要提醒各位：許多肝臟疾病，例如肝硬化、肝炎、急性病毒性肝炎、肝功能衰竭等，都容易引起心臟病。而心臟疾病也可影響肝臟，如心臟衰竭時肝功能化驗的輕度異常、心源性缺血性肝炎、瘀血性肝纖維化、心源性肝硬化等。由此可以看出，肝和心之間存在著密切聯繫，當肝臟出現問題時，一定要記得查一查自己的心臟。

⊙ 如何養心補肝

　　如果肝膽氣虛、肝失疏泄而出現心悸乏力、一側胸區憋悶、懶言少語、失眠多夢等症狀，可以透過推腳背的方式來改善。在腳背側第1、2趾蹠骨連接部位，有肝經的太衝穴和行間穴。太衝穴是肝經的原穴，在足背第1、2蹠骨間，蹠骨結合部前方凹陷中。多按就會有增強肝經氣血運行、疏肝理氣的功效。

　　行間穴是肝經的榮穴，在五行屬火，位於足背第1、2趾間，趾蹼緣的後方赤白肉際處。從太衝穴直接推到行間穴，就相當於把源源不斷的肝氣供給到心裡去，自然能夠改善心的虛證。這個方法很簡單，每天晚上睡覺前先用熱水泡腳20～30分鐘，泡好後從太衝向

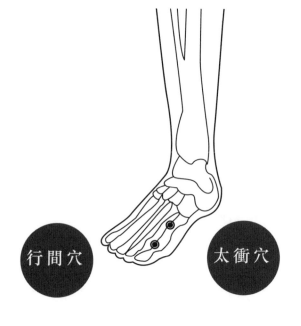

行間穴　　　太衝穴

行間推揉，單方向重複，每側持續 3 分鐘。推的時候使一點勁，以能產生痠脹甚至脹痛的感覺為宜。

長時間心悸乏力，一定要重視

養心
小叮嚀

現在許多人都會有心悸乏力的現象。心悸就是在沒有運動或受刺激的情況下，心中悸動不安，甚至能感受自己的心跳。乏力就是平時渾身無力，做事提不起精神。很多人認為這是亞健康，不太在意。如果只是短時間身體勞累或情緒激動才會有這種症狀，的確無須在意。但如果長期以往，就說明自己心的狀況較差了，若不注意及時調理、治療，可能會導致心肌梗塞、冠心病之類較嚴重的心臟病變。

｜ 五、心與腎：心腎不交易失眠 ｜

> 「心者，生之本，神之變也……腎者，主蟄，封藏之本，精之
> 處也。」
>
> ——《黃帝內經・素問・六節藏象論》

張先生今年40歲，是一名講師，平時喜歡喝酒。每當晚上下班無事，就經常和同事到小酒館喝上幾杯，若話語聊得投機，更是難以控制喝的量。回到家中，常常帶著醉意與妻子行房，不知節制。最近講課的時候，總感覺腰痠背痛，下肢出現了水腫，睡眠品質也越來越差，偶爾還會有心慌的症狀。去醫院做了全面檢查，結果是早期腎源性心臟病，他當場楞住了。

⊙ 心與腎的關係

腎為先天之本，腎精充盛可袪病延年。心與腎在生理上的關係，往往稱之為「心腎相交」「水火相濟」。心腎相交理論的形成，是從陰陽、水火關係逐步發展起來的。《黃帝內經》首先提出：「水火者，陰陽之徵兆也。」華佗在《中藏經・陰陽大要調神論》中指出：「火來坎戶，水到離肩，陰陽相應，方乃和平。」認為坎離（腎心）水火相通。

唐代孫思邈根據《易經》水火既濟與水火未濟兩卦的含義，和中醫心

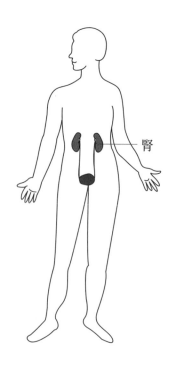

腎

腎的五行歸屬及心腎兩臟的生理關係，在《備急千金要方》中說明：「夫心者火也，腎者水也，水火相濟。」明代周子千在《慎齋遺書‧陰陽臟腑》中明確提出心腎相交，並對其機轉做了說明：「心腎相交，全憑升降。」從升降關係來說，位於下者，以上升為順；位於上者，以下降為和。

《黃帝內經‧素問‧六微旨大論》說：「升已而降，降者謂天；降已而升，升者謂地。天氣下降，氣流於地；地氣上升，氣騰於天。」可見，心腎相交是對心腎兩臟之間相互滋生、相互制約的生理功能之高度概括。它包括水火既濟、陰陽互補、精血互化、精神互用等內容。

心腎水火既濟

心在五行屬火，位居於上屬陽；腎在五行屬水，位居於下屬陰。心火必須下降於腎，溫煦腎陽，使腎水不寒；腎水必須上濟於心，滋助心陰，制約心火使之不亢。心腎水火相交既濟，從而使心腎兩臟的生理功能保持協調平衡。

如前例中的張先生就是長期「心腎水火未濟」導致的疾病，他時常大量喝酒，容易鼓動心火上升，酒後又頻繁行房，容易損傷腎精，時間一長，腎水不能上升，心火不能下降，生病是必然的。

心腎陰陽互補

在生理情況下，心陰與心陽、腎陰與腎陽之間互根互用，使臟腑陰陽保持著協調平衡。而心與腎兩臟的陰陽也存在著互根互用關係，心之陰陽能補充腎之陰陽，腎之陰陽能補充心之陰陽，從而使心腎陰陽保持著充足與協調平衡。

心腎精血互化

精和血都是維持人體生命活動的必要物質，且它們之間可以互生互化。心主血，腎藏精，心腎精血之間也存在著相互滋生、

相互轉化的關係，這也為心腎相交奠定了物質基礎。

心腎精神互用

　　心藏神，為人體生命活動之主宰，神可以益精。腎藏精，精生髓充腦，腦為元神之府，積精可以全神。明代戴思恭在《推求師意‧怖》中說：「心以神為主，陽為用；腎以志為主，陰為用。陽則氣也、火也，陰則精也、水也。凡乎水火既濟，全在陰精上承，以安其神；陽氣下藏，以定其志。不然，則神搖不安於內，陽氣散於外；志惑於中，陰精走於下。」

　　清代名醫馬培之說：「心主藏神，腎主藏精，精也者神之依，如魚得水。」

　　因此，心腎精神互用，亦為心腎相交之意。

⊙心腎不交，從失眠開始

　　心在上，腎在下；心屬火，而腎屬水。腎需要心的滋養，得到了心火的溫暖，腎才能不寒；腎在下方為心提供腎水，以滋養心陰，防止心火過旺。如果心腎不通，就會導致腎氣不足，心臟也無法得到滋養，乃出現失眠、腰痠背痛等症狀。

心腎兩臟的互相影響

　　在病理變化上，心腎病變會相互影響。例如心陰不足可導致腎陰不足，腎陰不足亦會加重心陰不足。心陰不足可導致心火偏亢，腎陰不足會造成相火偏亢，從而產生心腎陰虛火旺的病變，稱之為「心腎不交」，表現為心悸、心煩、失眠、多夢、耳鳴、腰膝痠軟，或男子夢遺、女子夢交等。

　　又如腎陽虛損，不能溫化水液，陽虛水泛，上凌於心，稱之為「水氣凌心」，可見畏寒、面色白、水腫、尿少、心悸等症。又如心血不足，血不養神，腎精虧損，腦髓空虛，產生心腎精血虧虛、神失所養的病證，稱之為「心腎虧虛」，會有健忘、頭暈、

耳鳴、失眠、多夢等症。

如何交通心腎

心腎不交者，可用取核桂圓 9 個，蓮子、紅棗各 5 顆，枸杞子 10 克，一起泡水喝。這 4 種食材養心安神，補益腎精，溫補氣血，常喝能夠達到交通心腎，讓身體水火相交的目的。

另外，還有一種花椒、桂圓、艾絨敷肚臍的方法。取桂圓肉 1 顆，花椒 7 顆，一同碾成細末，加上 3 年以上的陳艾絨少許，一同打爛攪拌均勻，使三者充分融合即可。一次製成的藥量可供 2 次用。使用時取一半的藥，揉成團，睡覺前放在肚臍裡就可以了。

此方中桂圓補心益氣、養心安神，花椒溫中散寒、除濕止痛，艾絨通經活絡、行氣活血。肚臍即神闕穴，可使身體直接與外界相連，充分吸收三者藥效，持續一段時間後，身體就能達到心腎相交、水火相濟的狀態，還能有效緩解各種胃腸病，人也會吃得香、睡得好，自然也就健健康康了。

| 六、心與腸：「心腸不好」，肩膀疼痛 |

「心應脈。皮厚者脈厚，脈厚者小腸厚；皮薄者脈薄，脈薄者小腸薄。」

——《黃帝內經・靈樞・本臟》

老郭今年不到 60 歲，是一位長途客運駕駛，平時早出晚歸，非常辛苦。長時間的端坐讓他疲憊不堪，而且每天飲食又不規律，導致

他有胃腸疾病。但最近這幾天，老郭偶爾會感到胸口發悶，心跳不穩定。他馬上去醫院檢查，結果顯示心臟功能較差。老郭不解，腸道和心臟又有什麼關係呢？腸胃不好還會傷害心臟嗎？

⊙心與腸的關係

人們形容一個人善良，會說他「心腸好」，那麼心與腸到底有什麼關係呢？我們知道心是人體的君主，掌控血脈運行，其下屬經脈四通八達。小腸的主要功能是吸收、分泌和消化，食物中的營養成分被小腸吸收，經過毛細血管運輸至全身。所以說心下屬的經絡和小腸的經絡是相互連接的，心為裡，小腸為表，表裡關連，形成血脈循環。心好小腸功能就強，小腸強則心功能穩定。心腸密不可分，故有「心腸好」的說法。

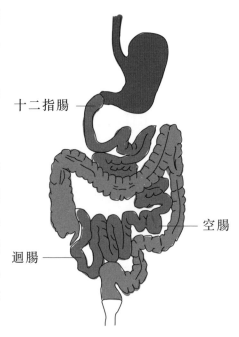

十二指腸

空腸

迴腸

⊙肩膀疼痛就是「心腸不好」

中醫認為，「心腸不好」會表現在肩膀疼痛。許多人不理解，肩膀和小腸以及心有什麼聯繫呢？從經絡上來看，心的經絡在手臂的內側，小腸的經絡沿著手臂一直到頭頂，所以說肩膀疼痛和小腸、心都有關係，這也是一些心臟病患者有時會感到手臂、肩膀疼的緣故。

小腸與心均屬火，為人體提供熱量，小腸異常可以透過心

臟反映出來，反之亦然。且小腸主吸收營養，與心主血有密切相關。所以許多人把小腸看成是人體的「第二心臟」，這也是有根據的。

⊙ 心與小腸的互相影響

若心臟火氣過盛，人體口舌乾燥，小腸也會出現熱證，引起消化問題，表現為口臭、腹脹等症狀；如果小腸過熱，也會順經絡上傳至心，表現為心煩氣躁、舌乾等症狀。

⊙ 如何養心護腸

養心護腸，有一套簡單的「心腸操」，自己在家就能做，而且不需要他人幫忙。

具體做法是：選擇一塊空地，最好清靜且空氣流通。身體站直，雙腳與肩同寬，雙手平端於肚臍處，掌心向上；調整呼吸，讓身體放鬆；雙手沿著腹部逐漸上升，舉過頭頂，然後翻掌，這個動作可反覆做 10 次；然後雙手叉腰，雙腿分開不動，順時針轉動腰部 10 次，再逆時針轉動 10 次；這時將雙手掌心捂在腹部，輕揉此處，順逆交替，各揉 10 次；接著用空拳敲打左右胸部，各 20 次，並逐漸向下，敲打後腰部、臀部、大腿以及小腿；最後身體緩緩直立，調整呼吸。

在做心腸操時一定要均勻呼吸，敲打力道的強弱可因人而異，每天持續，對心臟以及腸胃都有保護作用。需要注意的是，心腸操儘量不要在過飽狀態下進行。

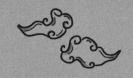

第三章
心與五官休戚與共

| 一、心「其華在面」：面子問題關乎心 |

> 「心者，生之本，神之變也；其華在面，其充在血脈，為陽中之太陽，通於夏氣。」
>
> ——《黃帝內經・素問・六節臟象論》

中醫稱頭為「諸陽之會」，頭部是所有陽氣聚集的地方，而陽主熱、主動、主充盈。人全身哪一部分曝露在外面的時間最長？毫無疑問是頭。所以頭部最耐凍，也最容易「發燒」，最能反映氣血充盈狀況。另外，面部的皮膚比較薄嫩、血絡豐富，所以可直接從中觀察到人體氣血情形。平時打招呼會說：「你看起來氣色不錯啊」，怎麼看出來的呢？當然是從臉上。

假使心臟出了問題，導致氣血不暢，那麼血液流通就會受阻，循環自然變慢，面部皮膚顏色會發白，時間長了，導致心臟衰竭，氧氣運輸更加困難，就會發紫。所以一個人面色紅潤，就代表其血液循環順暢，心臟功能較好；若臉色蒼白、發紫發青，則可能是血脈流通不暢，心臟功能較差。

⊙ 面色和心的關係

◎面色紅潤光澤、氣色好—心氣旺盛、血脈充盈。

◎面色淡白無華、沒血色—心血不足。

◎面色灰黯、枯晦而無光澤，重者出現青紫—心脈被瘀血所阻。

⊙皮膚發紺可能是心臟問題

　　發紺是皮膚的一種外在表現，指其呈青紫色改變，也稱紫紺。由於人體動脈中的血氧分壓降低，氧合血紅素減少，所以皮膚會呈現青紫色。這種情形除了和肺功能異常有關外，心臟輸血不暢，血液流不到毛細血管，也會發生。它一般會在毛細血管豐富且色素較少的部位出現，例如手指、鼻部、臉頰、耳廓、口唇等，也可表現在四肢或者身體其他部位。所以當皮膚發紫的時候，要及時詢問醫師，不然可能會貽誤病情。

⊙讓心血管通暢的小妙招

1. 每天晚上回家後用熱水泡腳，用溫水洗臉，這些都能促進血液流通。然後選擇平躺的姿勢，將雙腿抬高，像踩自行車一樣來回運動雙腿，你會感到腿部發熱，這時調整呼吸，緩慢坐起。雙手握空拳，敲打大腿及小腿，敲打時要掌控節奏，最好配合呼吸，不要過快，也不要過慢。每條腿敲百來下，然後緩慢站起，輕揉腿肚，放鬆腿部肌肉。這個方法簡單易行，每天持續進行，會發揮舒筋活血的作用，還可以使腿部肌肉得到放鬆，緩解疲勞，有促眠的功效。

五臟的徵象反映在體表

養心小叮嚀

　　中醫認為，臟藏於人體內，而有徵象反映於體表，就是所謂臟藏於內，而形見於外。所以可根據五臟在體表的反映進行保健，比如前文所言，心氣外應於面，我們就可以觀察面色的好壞，來對心做適時的保養。

2.冷熱交替水浴。這種方法能夠促進血液循環，也可選擇溫水和熱水交替泡浴，這樣也會使人體血液流動加快，達到促進血液循環的目的，但不適合心臟病重症患者。

｜ 二、心「在竅為舌」─看舌識病 ｜

「舌者，心之官也。」

—《黃帝內經·靈樞·五閱五使》

舌頭是人體重要的味覺器官，可以辨別出各種味道，不但讓我們感受到酸甜苦辣，還能輔助發聲。中醫認為「舌為心之苗」，也就是說舌頭是心的外在體現，心臟的一些病變能夠透過舌頭表現出來。

⊙ 透過舌頭辨別心的健康

正常人的舌頭應該是紅潤柔軟的，過白、過黃、發乾、腫大等都不算正常。有時舌頭會出現潰瘍發炎的症狀，影響我們正常的飲食，嚴重時還可能阻礙發聲。

其實舌頭的不良症狀和心是緊密相關的，例如舌頭發白，可能是心氣不足的表現；而舌尖過紅甚至潰瘍等，可能是心火過旺的表現。所以當我們的舌頭，尤其是舌尖，出現紅腫、潰瘍時要及時治療，不要再食用辛辣、油膩的食物，儘量多吃蔬菜和水果，多喝水，嚴重時到醫院就診，以免影響正常進食。

⊙三種舌部位異常的情況

舌頭發紅

　　此乃心陰不足的表現。健康人的舌頭應該是淡淡的粉紅色，不會特別紅。如果特別紅，就是心陰不足、陰虛火旺。許多罹患心血管疾病的人舌頭發紅，並伴有心慌、早搏（期前收縮）、心動過速等不適症狀。這主要是因為心陰不足、陰虛火熱，身體過熱，「烤」到舌頭，把正常的粉色「烤」成紅色，再嚴重下去，就會「烤」成黑色。這類人可以在醫師的指導下，服用六味地黃丸或者是杞菊地黃丸治療。

舌頭變白

　　這是氣血不足的表現。正常的舌頭上有一層淡淡的、薄薄的白色舌苔。舌苔異常變白大致可以分為兩種：一種是舌頭整個變成淡白色，此為氣血不足引起的，若伴有心律不整、乏力的症狀，罹患缺血性心臟病的可能性很大，最好儘快就醫。

　　另一種是舌苔白膩，也就是舌頭上有厚厚的一層白苔，這種情況多與中焦濕阻有關，若伴有胸悶、心前區不適的症狀，那就要警惕冠心病、動脈硬化的可能了。舌頭變白的人要多補血，平時常喝紅棗豬肝湯。取紅棗 8 顆、豬肝 100 克一起煮湯，一周喝 2 ～ 3 次就能夠改善症狀。

舌上瘀斑、舌下青筋

　　正常的舌苔應該是淡紅色的，沒有瘀點和瘀斑。如果舌質紫暗或出現瘀點、瘀斑，則說明血脈運行不暢，罹患心血管疾病的風險增大，原來就有心臟病的患者，一旦出現這種情形更要多注意。如果舌頭上出現瘀斑，並伴有心慌氣短、失眠多夢、心前區刺痛等症狀，基本上就可以判斷已有心血管疾病了。如

果是舌上瘀斑伴有頭暈、頭痛等症狀，則患有腦血管疾病的可能性較大。

⊙ 常做舌保健功養心腦

　　因為心開竅於舌，心腦有病，可先反映於舌，出現舌不靈、舌麻等，所以舌的保健對心有一定的好處，閒時可做舌保健功。

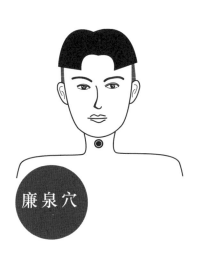

廉泉穴

/ 取穴 /
廉泉穴在頸部，當前正中線上、喉結上方，舌骨上緣凹陷處。
/ 做法 /
閉目養神數分鐘後，做伸縮舌，舌左右擺動及在口腔內做順、逆時針畫圓各 10 次。然後攪拌舌下廉泉穴，將津液徐徐嚥下，收功。
/ 功效 /
舌保健功的目的，是透過舌對心的刺激，促進心功能保持良好的狀態。

三、心氣不平，上逆於耳
—耳鳴可能是心臟病的前兆

> 憂愁思慮，得之於內，繫乎心。心氣不平，上逆於耳，亦致聾
> 瞆、耳鳴、耳痛、耳癢、耳內生瘡，或為聤耳，或為焮腫。
>
> —《嚴氏濟生方·耳門》

耳朵和心臟，雖然離得很遠，也沒有什麼共同的地方。但是對某些人來說，耳鳴、聽力下降（或者喪失）警示著心臟病的發生。

⊙耳朵和心的關係

耳朵之所以能聽見聲音，是因為它內部血流通暢，營養物質能夠透過血液送達。如果心臟功能差，血液運輸能力弱，不能遍布於耳朵，則其功能自然會受影響，輕者聽力減弱，重者可導致耳鳴，甚至耳聾。反之，耳部經絡下達於心，耳部出現問題，可能就是心臟功能異常的警訊。

⊙耳鳴很可能是心臟病的前兆

耳朵是人體重要的聽覺器官，所以當它出現問題時，千萬不能大意。耳鳴是一種較為常見的疾病，病因有多方面，外在的環境和身體內部的病變都會引發耳鳴，例如耳內耵聹過多、有異物，內分泌紊亂等。

患有高血壓、糖尿病的人出現耳鳴時，更要重視，因為耳

蝸以及內部血管對缺血和缺氧很敏感，當人體血液流通出現問題時，耳朵會先反映，而其中最重要的表現就是耳鳴。尤其年長者，持續多天的耳鳴，可能是冠心病及其他心血管疾病的前兆。

⊙ 大耳垂有冠心病的可能

中國自古以來就有耳垂大福氣多的說法，其實不然。尤其對於老年人來說，若耳垂肥厚且上面有深溝，可能是冠心病的徵兆。當然，隨著年齡增長，許多老年人的耳部都會出現皺紋，這是正常現象，但我們這裡說的深溝是指「冠狀溝」。

冠狀溝和其他淺顯的皺紋不同，它是一條明顯且孤立的皺紋。許多研究表明，有冠狀溝的老年人罹患冠心病的機率更大。當發現冠狀溝並伴有胸痛、心慌、乏力、氣短等症狀時，建議及時就醫。

⊙ 經常按摩雙耳，預防心臟病

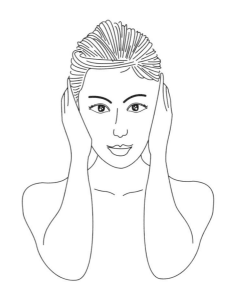

經常按摩雙耳可刺激穴位，通暢經絡，調動體內正氣，達到增強身體抵抗力的作用。還能促進血液循環，預防血栓形成，輔治心臟病。

每天可將兩手置於耳部，上下搓摩 100 次，促進耳部的血液循環，防止疾病發生。

中年後出現耳鳴、耳聾要特別留意

養心小叮嚀

　　若中年後出現耳鳴及耳聾的症狀應及時就醫。在檢查五官的同時，還要對心血管系統進行相關檢驗，一定要排除心臟病變導致的耳鳴、耳聾。

四、鼻隸屬於心
——鼻尖發紅、變硬是心臟問題

> 「五氣入鼻，藏於心肺，上使五色修明，音聲能彰。」
> ——《黃帝內經·素問·六節臟象論》

梁先生最近總感覺胸口發悶，血壓有些高，而且鼻尖變得比正常人硬且紅。他不知道為什麼會這樣，所以去醫院做了檢查。醫生診斷為冠心病，因為血壓升高導致鼻子出現紅腫，另外心臟也有腫大的現象。梁先生不明白，來看鼻尖紅腫、變硬，怎麼還扯上心臟病呢？鼻子和心臟又有什麼關係呢？

⊙鼻子和心臟的關係

人體透過鼻子將氧氣送入肺部，然後再將二氧化碳排出體外。鼻子替肺服務，而肺又為心臟供氧，所以心臟出現問題，就會透過鼻子反映出來。人體很多臟器的疾病，都可以經過外部器官表達異狀，如鼻尖可代表心臟。

⊙鼻尖發紅、變硬，心臟可能有問題

鼻尖如果出現發紅的情況，可能是因為血壓升高導致氣血上衝。而鼻尖發硬與心臟關係更為密切。如果心臟周圍的脂肪過多，心臟就會變大，功能也會逐漸變差。這種情況有時會透過鼻子反映出來，表現為鼻尖發硬，且比正常人鼻子要硬許多。但並不是所有的鼻尖發紅、發硬都和心臟功能有關，其他原因也會讓人出現這種症狀，比如脾熱，鼻尖也會發紅。

⊙經常按摩鼻子可緩解鼻尖發紅、變硬

　　鼻子是人體的重要器官，而且上頭有許多穴位，平時經常按摩，對緩解鼻尖發紅、變硬有很好的效果。

　　在此介紹一種方法—按摩全鼻，可選擇雙手同時進行，用食指從睛明穴（位於面部，目內眥角稍上方凹陷處）向下按壓，一直到鼻子最下端；然後從最下端向上端按壓，反覆進行數十次。按壓時要注意力度，不要用力過猛，不然會損傷鼻梁骨。這個方法可以使鼻腔內血流順暢、溫度升高，預防冷空氣的侵襲，從而達到潤肺護心的目的。鼻子有傷的人不宜按摩。

　　還有一種方法，僅按摩鼻尖。按摩之前，用清水將鼻子洗乾淨，然後將食指輕放在鼻尖上，順、逆時針交替按摩。鼻尖很脆弱，按摩時要注意力度，力量過大會傷害鼻腔內的軟組織。順逆交替各按摩 30 下，每天做 2 次即可。

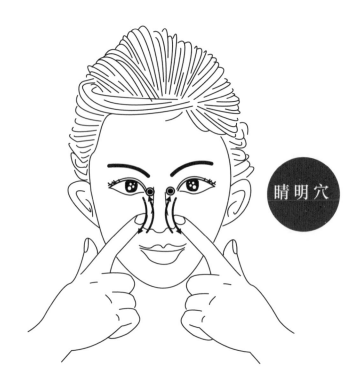

睛明穴

五、目為心之外竅
——眼睛是心的窗口

「目者，心使也。心者，神之舍也。」

——《黃帝內經·靈樞·大惑論》

　　眼睛能夠明視萬物，辨別顏色，是依賴五臟六腑精氣的滋養。「五臟六腑之精氣皆上注於目而為之精。」這裡的「精」，指的是精明，就是眼的視覺功能。因此眼睛不是孤立的存在，如果臟腑功能失調，精氣不能充足流暢地上注於眼，眼的正常功能就會受影響，甚至發生眼疾。

　　中醫認為，眼睛的特定部位與人體的臟腑有著密切關係，這對一般疾病的診斷非常有價值。《黃帝內經》中將眼的不同部位分屬於五臟，也就是後代醫家沿用的五輪學說，即兩眼眥血絡屬心（血輪），白珠屬肺（氣輪），黑珠屬肝（風輪），瞳仁屬腎（水輪），眼泡屬脾（肉輪）。因此，單單一個眼睛，就把人體的五臟全體現了。

　　那麼，眼睛與心有什麼關係呢？

* 眼與五臟對應的五輪圖

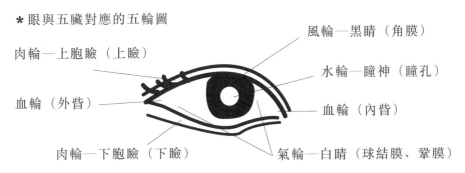

風輪—黑睛（角膜）

肉輪—上胞瞼（上瞼）

水輪—瞳神（瞳孔）

血輪（外眥）

血輪（內眥）

肉輪—下胞瞼（下瞼）

氣輪—白睛（球結膜、鞏膜）

瞳孔代表腎，黑眼珠代表肝，白眼球代表肺，內外眼角代表心，眼皮代表脾

⊙眼睛和心的關係

　　心藏神，五臟精氣皆為心所主，而眼靠心主之精氣所養，視物又受心神支配，人體臟腑精氣的盛衰，以及精神活動狀態，都能夠反映在眼睛上，所以目又為心之外竅。

　　心主血脈的功能失常，臟腑經絡供給眼部的氣血不足，就會導致視物昏花。如果血脈瘀阻，氣血供給中斷，即會發生視覺障礙，甚至突然失明。

⊙眼睛浮腫，可能是心臟疾病

　　患有心臟病時，身體易出現脂肪堆積，這種情況在眼部會更明顯。脂肪堆積時，眼睛虹膜外會有灰色的環出現，這個灰色環一般是在虹膜的上方和底部，不會影響視力。發現這樣的環，就表明可能患有心臟病，應該早點做檢查。

　　心臟病還可能引起眼瞼浮腫。當心功能不全時，心臟收縮加強，會產生悶的感覺；而心臟衰竭時因為靜脈回流受阻，會導致水腫，出現眼瞼浮腫的表現。這兩種症狀同時出現時，一定要及時就醫，儘量休息，減少刺激。

⊙常做護目養心小動作

1. 中醫有個傳統的護眼方法叫「熨目」，就是閉上眼睛，兩手手掌相互摩擦到發燙，然後迅速按撫在雙眼上。經常做這個動作，就可護目養心。需要注意的是，在熨目前一定要洗淨雙手。

2. 另有個方法叫「極目」，就是儘量看向遠方。在日常生活中，受條件限制，工作也很忙碌，但仍然可以因地制宜選擇「極目」。連續看近處 45 分鐘，就應該抽出 5 分鐘看看遠處，例

如站在窗前往遠方眺望，往有綠色的地方看，如果高樓林立，往樓頂看也行，可舒緩眼睛疲勞，使心情愉悅，但要注意，不要讓陽光直射眼睛。

3. 按摩也可以放鬆眼部肌肉。當覺得眼睛疲倦時，可以揉一揉四白穴（在面部，瞳孔直下，眶下孔凹陷處）、睛明穴（在面部，目內眥角稍上方的凹陷中）、太陽穴（在顳部，眉梢與目外眥之間，向後約1橫指的凹陷處），注意不要按壓到眼球即可。

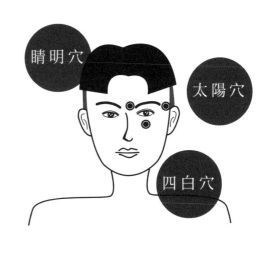

看眼睛的色澤和清澈度知健康

眼睛清澈明亮、神采奕奕，說明氣血充足。眼白的顏色混濁、發黃，就表明肝臟氣血不足。眼白與肺和大腸的關係密切，如果眼白有血絲，多為肺部和大腸有熱。經常運動、血液循環好、營養和睡眠都足夠的人，黑眼珠就會很黑，白眼珠很乾淨，幾乎沒有血絲，雙眼自然有神。

小孩的眼睛大多清澈透亮，這是因為他們先天腎氣足，血液中沒有什麼垃圾，隨著人體衰老，腎氣漸衰，體內廢物也會越來越多，反映到眼睛上就是「珠黃」，成語「人老珠黃」其實是有一定醫理的。

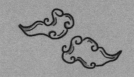

第四章
身體現警訊，
提醒心臟有毛病

| 一、嘴唇色紫：血瘀氣滯、心臟病 |

「口者脾之竅，心之外戶也。」

——《望診遵經》

冬天寒冷的時候，人會被凍得嘴唇發紫。除此以外的嘴唇變紫，就是疾病的徵兆了，需警惕為心臟病。中醫認為，口唇以開合為用，為心之外戶；聲音從口出，飲食從口入，故口唇為臟腑之要衝。以經脈而言，手陽明大腸經、足厥陰肝經、任脈等都與嘴有直接關係。所以，這些經脈和臟器的疾病，都能夠透過嘴唇反映出來。

⊙ 健康隱患亮紅燈

◎血瘀氣滯：口唇發紫、胸悶、愛嘆氣、胸部偶有刺痛、噩夢等。
◎心臟衰竭：多有不同程度的發紺（常說的嘴唇發紫就是其中一種）。
◎肺心病：嘴唇發紫，並伴咳嗽、氣促等症狀。
◎血管栓塞：嘴唇青紫。

★ TIPS

老年人一旦嘴唇發紫，千萬不能掉以輕心，因為這很可能是心臟缺氧所導致。另外，在哮喘即將發作、心臟衰竭等情況，也會出現嘴唇青紫。

⊙ 調理方

適量飲用老陳醋

每天飲用 1 ～ 2 湯匙的山西老陳醋，它具有柔和的活血化瘀和改善心情的作用，但應避免空腹服用。

按摩心俞穴

心俞穴（在上背部，第 5
胸椎棘突下，後正中線旁開 1.5
寸處）有寬胸理氣、通絡安神
的作用，每天用拇指或中指按
揉 3 ～ 5 分鐘可養心安神。

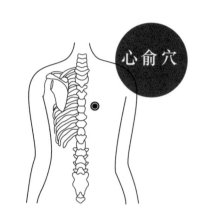

加強鍛鍊

在冬季，血瘀體質者氣血瘀阻易加重，這時可適當鍛鍊，
如跳舞、打太極拳等。

| 二、呼吸急促：心臟缺血的徵兆 |

「呼出心與肺，吸入腎與肝，呼吸之間，脾受穀味也。」

——《難經》

呼吸問題和心臟有著十分密切的聯繫，突然呼吸急促很可能就
是心臟不適發出的徵兆。心臟為各器官供血，肺臟供氧，所以人體
只有呼吸正常，心臟的律動才能穩定，輸血攜氧才能正常進行。人
體呼吸出現問題，與外界的氣體交換就會受阻，導致體內氧氣不足，
人就會生病。

⊙ 健康隱患亮紅燈

◎心血瘀阻：心悸心慌，胸區憋悶、疼痛，呼吸急促。

◎冠心病：飽餐、寒冷時出現胸痛、心悸；晚上睡覺枕頭低時，感到胸悶憋氣，需要高枕臥位方感舒適；熟睡或白天平臥時突然胸痛、心悸、呼吸困難，需立即坐起或站立才能緩解。

◎肺心病：呼吸急促，並伴有咳嗽等症狀。

★ TIPS

如果出現呼吸急促，伴有劇烈心慌，能感覺到自己的心臟跳動，甚至感覺它快跳出來了，有瀕死感者要立刻到醫院就診。

⊙ 調理方

晚上閉目調息

夜晚在家中床上靜坐，閉目，感受自己的呼吸頻率。放鬆身體，雙手置於腹部，感覺呼氣和吸氣時的律動，這時呼吸頻率不變，將注意力集中在呼吸上，逐漸放慢呼吸頻率。進行長吸氣後再長呼氣，反覆進行，就會感到自己的呼吸延長了。這種呼吸方法可排出人體的濁氣，促進心肺功能，讓呼吸律動和心臟跳動更穩定，使呼吸短促的現象消失。

白蘿蔔拌蜂蜜

選擇一根白蘿蔔，洗淨去皮，切成小塊。將切好的白蘿蔔塊放入鍋中加水煮熟，然後放入碗中晾涼，再加入蜂蜜，攪拌均勻即可食用。白蘿蔔和蜂蜜均有潤肺生津的功效，而且有強肺養心的作用。

| 三、劇烈牙痛：心絞痛示警 |

> 「邪客於足陽明之絡，令人䪼鈕，上齒寒。」
> ——《黃帝內經 · 素問 · 繆刺論》

　　牙齒是每個人不可缺少的「工具」，偶爾也會出一些問題，最為常見的就是牙痛。「牙痛不是病，疼起來要人命」，這不是危言聳聽。尤其是上了年紀的人，有時會感到莫名牙痛，吃藥也不管用，此時就要注意了，因為當心臟出現問題時，有些人會表現為牙痛。

⊙ 健康隱患亮紅燈

◎心絞痛：一般會表現為下頷齒疼痛，有時會具體到某一顆牙齒劇烈疼痛。

★ TIPS

　　臨床調查顯示，冠心病患者普遍存在牙周炎，這究竟是什麼原因呢？其實牙周發炎多是細菌導致，這些細菌會隨著人喝水或刷牙的時候進入血液中，附著在血管內壁上，時間長了會形成小血栓，使血管內徑變得狹窄，從而誘發心絞痛、心肌梗塞等心血管疾病。所以平時一定要認真刷牙，不給細菌滋生的機會，防止牙周炎的出現。

⊙ 調理方

含漱食醋

　　牙疼時，可含漱食醋 3 ～ 4 毫升，每次 3 分鐘後嚥下，重複 3 ～ 4 次，然後用拇指按壓合谷穴（在手背，第 1、2 掌骨之間，

約平第 2 掌骨中點處）20 分鐘，力量可以大些，以感到痠脹且能夠忍受為度。通常半小時後疼痛可逐漸消失。左側牙疼，按壓右側合谷穴；右側牙疼，按壓左側合谷穴。也可取冰塊置於合谷穴上，冰敷 5 ～ 7 分鐘即可。

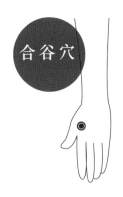

合谷穴

叩齒功

眼平視前方或微閉，嘴唇輕閉，舌尖輕頂上顎，上下牙齒互相叩擊 40 次。叩完後，用舌沿上下牙齒內外側轉攪動一圈，將唾液慢慢嚥下。叩齒貴在持續，起床後、午飯後、睡覺前各做一次，每次 3 分鐘即可。

| 四、左肩疼痛：可能是冠心病 |

> 「諸瘿，偏風，不得挽弓；顏色焦枯，勞氣失精；肩臂痛不得上頭；半身不遂。」
>
> ——《備急千金要方》

很多上了年紀的人有五十肩，肩膀會疼痛。但有些人之前沒有五十肩，肩膀也會感到疼痛，這又是什麼原因呢？

⊙ 健康隱患亮紅燈

很多罹患冠心病的人，在發病時會感到肩膀有陣發性疼痛，

還可能伴有其他位置的疼痛。冠心病引起的肩膀疼痛，一般表現在左肩，原本這種疼痛應該表現在前胸或者後背，但由於身體裡的某些神經物質，在傳遞過程中出現問題，導致疼痛感表現在肩膀。而且這種疼痛還會掩蓋其他部位的疼痛，不易察覺是心臟出了問題。所以人們突然感到肩膀疼痛，尤其是老年人，一定要到醫院做檢查。

★ TIPS

在臨床上，判斷左肩痛是不是和心臟病有關係，通常看兩點：第一，心臟病引起的肩痛，一般都會伴有其他症狀，如胸悶、胸口有重壓或者胸痛。第二，心肌梗塞、冠心病引起的肩痛，和普通肩痛發作的時間不一樣，通常是陣發性的，也就是大家俗稱的一陣一陣的。

注意：心臟病引起的肩痛多為突然發病，這種疼痛與勞累有明顯關係，有的疼痛伴隨無力、出汗、頭暈甚至嘔吐，常在勞動、興奮、受寒或飽食後發生。

⊙ 調理方

按揉極泉穴

極泉穴（位於腋窩頂點，腋動脈搏動處），為心經上的穴位，是一個解鬱大穴。如果人經常鬱悶，就有可能在腋窩下長出一個包，這是心氣鬱滯的表現。此時按揉極泉穴，就能逐漸化解包塊。具體方法是：用兩手拇指分別按揉兩側極泉穴 100 次，持續按揉效果佳。

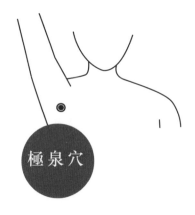

極泉穴

五、兩臂血壓差：
心腦血管疾病的「預警器」

> 「主中風手足不隨，偏風，風痱，風痿，風病，半身不遂，熱風，肩中熱，頭不可回顧，肩臂疼痛，臂無力，手不能向頭，攣急，風熱，癮疹，顏色枯焦，勞氣泄精，傷寒熱不已，四肢熱，諸癭氣。」
>
> ——《針灸大成》

　　一般來說，健康人兩側血壓是不相等的，右側約高於左側 5 ～ 20 毫米汞柱，但高血壓患者的差異會比較明顯。我們在測量血壓時，會選擇右上臂來測，也就是說，我們測血壓主要是以右側的結果為準。

⊙健康隱患亮紅燈

　　高血壓患者如果出現兩臂的壓差較大，建議到醫院檢查，排除相關疾病。

★ TIPS

　　在家中可以反覆測量幾次血壓，如果兩臂的壓差大於 20 毫米汞柱，就要及時到醫院進一步檢查病因，可能是動脈炎、動脈瘤等引起的動脈狹窄，尤其要考慮主動脈剝離。但無論是哪一側血壓高，都可以診斷為高血壓，需要進行降壓治療。

⊙ 調理方

清淡飲食，多吃魚

在日常生活中要低鹽清淡飲食，多吃鮭魚、鮪魚、鯡魚、比目魚等富含 ω-3 脂肪酸的魚類。流行病學調查發現，每周吃一次魚的心臟病患者死亡率更低。

點按曲池穴

用右手拇指點按左側曲池穴（位於肘橫紋外側端，屈肘，與肱骨外上髁連線中點）一分鐘，然後換左手拇指點按右側曲池穴一分鐘。此法可降低血管外周阻力，改善高血壓患者的臨床症狀。

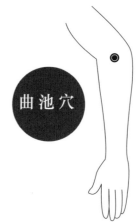

| 六、手指和腳趾末端粗大：心臟缺氧 |

「真心痛，手足青至節，心痛甚，旦發夕死，夕發旦死。」
——《黃帝內經‧靈樞‧厥病》

正常人的手指腳趾末端應該是圓潤隆起的，但有些人因為身體發生某種變化，導致各指（趾）末端像棒槌一樣，被稱為杵狀指，是一種病態現象。它可能由人體代謝紊亂導致，也有可能與此處組織長期缺氧有關。而組織缺氧的成因和心血管密切相關，心臟功能

較差或者血液流通不暢，使氧氣運輸不到位，末端組織得不到充足的養分，就會出現杵狀指。

⊙ 健康隱患亮紅燈

慢性肺源性心臟病或先天性發紺型心臟病：手指端或腳趾端明顯粗大，且甲面凸起如鼓槌狀。

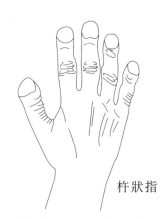

杵狀指

★ TIPS

手指和腳趾末端粗大，在任何年紀都有可能發生，不管是嬰兒還是老年人。所以一旦發現症狀，最好去醫院進行檢查。

⊙ 調理方

揉搓手指法

用另一隻手的拇指和食指，前後左右揉搓本手指甲兩邊的手指末端，每隻手指進行 30 秒。心臟不好的人可以多揉搓拇指，因為它代表肺，肺氣足則心臟強。小指也可著重揉搓，因其代表心臟與其他循環器官。揉搓時力度要掌控好，儘量用力些，感到略微疼痛即可，左右手交替進行，每天晚上睡覺前或者休息時皆可操作。這種方法簡單易學，不但對心臟有好處，對其他器官也有保養作用。

| 七、下肢水腫：心臟衰竭徵兆 |

「傷於濕者，下先受之。」

——《黃帝內經 · 素問 · 太陰陽明論》

　　水腫是指過量的體液瀦留在人體某個部位，導致該處腫脹的一種疾病。心臟的輸血功能如果出現問題，血液循環產生障礙，就可能導致下肢積液過多，造成水腫。當然，除了心臟問題外，淋巴、腎臟、肝臟問題以及一些發炎都可能引發水腫。

⊙ 健康隱患亮紅燈

　　雙側下肢的對稱性水腫，通常與全身性疾病有關，例如心臟、腎臟、肝臟等重要器官出現問題。

★ TIPS

　　心臟是一個不知疲倦的「血泵」，在左心泵出血液的同時，右心接收各處回流的血液。當右心功能衰竭時，全身的血液回流受阻，尤其表現在身體的下半部分，例如雙足和雙腿。足部先出現水腫，腳踝處尤為明顯，然後逐步往上蔓延，累及小腿。

　　心臟衰竭導致的雙下肢水腫通常是對稱的，壓迫會出現凹陷，又叫凹陷性水腫。發生這類水腫時要注意體重，如果兩三天內就增加好幾公斤，需小心心臟衰竭。

⊙ 調理方

按摩腳踝緩解水腫

按摩之前最好用熱水先泡腳，然後坐在床上屈膝，選擇一個雙手能夠揉搓腳踝的合適位置。可以上下揉搓，也可以左右轉動腳踝，每隻腳搓 5 分鐘，要讓腳踝有發熱感。每天持續揉搓，不但可以保護腳踝，還能促進血液循環，預防下肢水腫。

| 八、突然出冷汗：注意心腦梗塞 |

「驚而奪精，汗出於心。」

——《黃帝內經 · 素問 · 經脈別論》

中醫認為汗為心液，出汗不正常是心受損的表現。許多人在外界氣溫較低時有冷感，但身體也會出汗，我們稱其為冷汗。出冷汗的原因很多，和外界環境有關，也和某些疾病有關。

⊙ 健康隱患亮紅燈

心臟受損：心臟無時無刻都要為各個器官供血，血液充分循環，人才能進行正常的活動，這時不易出問題。心臟一旦有毛病，血液循環就會出現障礙，例如原本循環至腦部的血液不能及時輸送，馬上就會面色蒼白，畏寒懼冷，體表容易出汗，冷汗於焉產生。

★ TIPS

如果身體大汗淋漓，伴有變冷、呼吸微弱，又稱之為脫汗，這種情況多發生於青壯年或老年急性暴病。也是心腦梗塞的先兆，需要趕緊救治。

⊙ 調理方

泡腳維護心臟功能

1. 泡腳時最好選一個比較深的盆，然後在裡面注入足量的熱水，且要沒過腳踝處（如果用木桶，可泡到臨近小腿肚位置）。水溫不能過熱，否則會燙傷肌膚。

2. 一般泡腳 20 ~ 30 分鐘即可，無須泡過長時間。泡腳時，雙腳可以相互搓揉，腳趾與腳踝可適當活動。水溫過低時，可以再加入熱水。

3. 泡腳的時間可選擇在 21 點左右，這時人體即將休息，泡腳不但能緩解疲乏，且能安神鎮驚，促進睡眠。另外，可在熱水中加一些中藥，例如生薑、紅花等常見藥材，更能有效保養心臟。

揉耳朵

耳朵上有各個臟腑的反射區，揉耳朵就相當於按摩全身。耳朵上的「心點」在耳朵內側靠近耳洞的地方，每天用食指揉 100 ~ 200 次，對養心有好處。

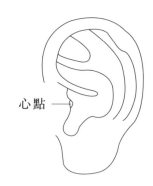

心點 →

| 九、 扁桃腺發炎 : 可能引發心肌炎、 風心病 |

> 「喉嚨者，脾胃之候也。主通利水穀之道，往來神氣。」
> —— 《備急千金要方》

　　扁桃腺雖然不大，但作用不小，是身體非常重要的免疫器官。咽部是飲食和呼吸的必經之路，跟外界相通，很容易遭到病菌侵襲，而扁桃腺就處在呼吸道和食道的交界處，專門對付外來的細菌、病毒。它對於身體來說，就像是人體免疫的大門衛兵，如果沒有扁桃腺的保護，就相當於沒了衛兵站崗，敞開大門任由強盜來家裡搶東西。

⊙ 健康隱患亮紅燈

　　人體在患病時抵抗力下降，扁桃腺容易受到細菌與病毒侵害，引起發炎，所以許多人在感冒時扁桃腺會腫大。如果扁桃腺發炎不能得到及時治療，當身體免疫力下降時，該處發炎還會再起，形成慢性扁桃腺炎，使它抵禦細菌與病毒能力嚴重下降，讓其滋生，並透過血液傳到心臟等器官。而細菌中的溶血性鏈球菌很容易侵犯心臟瓣膜，導致其損壞；另病毒侵犯又易引發病毒性心肌炎。

★ TIPS

　　對於發生風濕性心臟病的人，追溯其生活史，往往會發現病前都有長期扁桃腺炎的症狀，但很多人沒有得到及時治療。扁桃腺一發炎，會讓風濕長驅直入侵犯心臟，造成中醫說的「風心病」，再發展下去，會誘發心臟衰竭等嚴重疾病。所以，不能把扁桃腺炎當作小問題。

⊙ 調理方

舌根運動法

扁桃腺炎使咽喉腫痛、吞嚥困難，可採取舌根運動法，能收到良好效果。閉口，舌尖抵牙齒，正轉 18 次，反轉 18 次，然後將口中津液分 3 次嚥下，早晚各做一次。

提耳法

用雙手提起兩耳的耳垂，然後放下，有節奏地連續提放 100 次，之後喝適量白開水即可。每日 3 次，就會使咽喉的疼痛減輕。

| 十、 無法控制的流口水：中風的前期表現 |

對於流口水，有些人總是用手一抹了事，其實習慣性流涎很可能存在隱患，尤其是老年人更應注意。如果突然出現無法控制的流口水，最好儘快就醫。

⊙ 健康隱患亮紅燈

◎中風前兆：睡著後流口水，且晨起後對著鏡子笑，有口角歪斜或頭痛等症狀。

◎腦血栓：不由自主流口水，往往還會伴有嘴角歪斜、言語不清、手腳麻木、無力等。

★ TIPS　如果老年人睡覺時愛流口水，即使沒有口角歪斜、眼睛閉合不嚴等症狀，也應當儘快去醫院檢查。

重點在於是否有「三高」，可做頸動脈超音波檢查，如果沒有問題，再根據自身是否有危險因子來選擇檢查項目。尤其是吸菸者，最好排個 CT 查一查顱內血管是不是有健康疑慮。

⊙ 調理方

1. 控制「三高」。高血壓、糖尿病和血脂異常患者，要養成健康的生活習慣，不要熬夜或過度疲勞，按時服藥，定期門診複查。
2. 老年人在日常生活中，可有意識地多使用左手和左腳，多活動左側肢體能增強大腦右半部血管神經功能，有助於預防中風。
3. 摩頸防中風。雙手摩擦發熱後，迅速按摩頸部左右兩側，用力適中，速度可以稍快，以皮膚發熱、發紅為度，每天早晚各做 3 ～ 5 分鐘。它可促進頸部血管平滑肌鬆弛，改善血管的營養供應，減少膽固醇沉積，有助於緩解頸動脈硬化程度，利於大腦供血，從而減少中風發生的危險。

扁桃腺不能輕易切除

養心小叮嚀

扁桃腺發炎是遭受風寒等外邪，或自身原因導致免疫功能下降引起的。這是身體在提醒我們要好好休息、調整生活習慣。如果把病變的器官切除，身體內的問題卻沒有解決，就會有其他器官代替扁桃腺發炎，還是會生病，而且容易埋下誘發嚴重心臟病的種子。

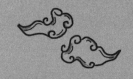

第五章
心臟病「偏愛」這些人

| 一、久坐不動者 |

> 「久視傷血，久臥傷氣，久坐傷肉，久立傷骨，久行傷筋，是謂五勞所傷。」
>
> ——《黃帝內經・素問・宣明五氣》

　　王女士今年 43 歲，她每天上班就是坐在電腦前蒐集、整理資料。因為工作的需要，她有時還會加班，經常累得腰痠背痛。近來王女士感覺胸悶、氣短，偶爾還會出現心悸。她到醫院做檢查，診斷顯示由於長期久坐不動，導致血液流通緩慢，出現血瘀現象，所以才會感到心臟不適。

⊙久坐不動對心臟的危害

　　人如果坐的時間很長，心的工作量就會減小，心臟功能減退，血液循環變慢，血液中的脂質更容易在動脈管壁沉積，血脂自然就高了。不注意調理的話，很容易發生動脈粥狀硬化等疾病。

　　心肌梗塞多發生在冠狀動脈粥狀硬化狹窄的基礎上，由於某些誘因致使血管上的小斑塊破裂，出現血栓，導致冠狀動脈急性、持續性缺血缺氧引起心肌壞死，進而出現心肌梗塞。它在臨床上多表現為劇烈而持久的胸骨後疼痛，可併發心律不整、休克或心臟衰竭，常危及生命。

⊙久坐不動還可能導致多種疾病

　　久坐會讓人的頸椎長時間保持一個姿勢，由於許多人的坐姿不端正，會出現一系列問題，如四肢痠痛、腰疼、脊椎不靈活等。除了頸椎、脊椎有毛病外，久坐還會誘發其他關節不適。

而且長期缺乏運動，吃完飯食物在胃腸內得不到充分的消化和吸收，腸胃蠕動變慢，可能導致腹脹、便祕等消化系統疾病。

⊙ 要多活動筋骨

我們要學會在工作中適當放鬆自己，時常活動筋骨。譬如，工作兩小時後，就要離開座位動一動，倒杯水，上個廁所。平時即使在座位上，也要扭一下腰，活動一下脊椎，這樣才能讓我們的身體不勞累。

身體就像一台機器，不活動，零件就會生鏽，出現問題。因此想要健康，就需經常活動。古人說「流水不腐，戶樞不蠹」，其實身體也一樣，多動就能降低各類疾病的發生率，從而擁有更強壯的體魄。

⊙ 突然增加運動量不可取

適當運動能夠增強心臟的動力與人體的活力。但一定要因人、因時、因病而選擇不同的運動。平時缺乏運動的人，不要突然加大運動量，否則易誘發各種疾病。另外還要根據季節氣候不同，適當增減運動量，如三九天、三伏天要避開最冷和最熱的時段運動，因為三九天太冷容易導致血管收縮引起缺血，三伏天氣壓低含氧量低易出現心臟缺氧。

| 二、飲食太油膩者 |

「肥者令人內熱，甘者令人中滿，故氣上溢，轉為消渴。」
—《針灸大成》

　　老馬平時吃飯總是大魚大肉，而且菜餚是出了名的油膩。另外，他還喜歡吃辛辣的食物，飯菜越油越辣越愛吃，平時也不喜歡活動，吃完飯就坐著、躺著。時間一長，心臟出了問題。一天，老馬忽然感覺心悸難受、胸口疼痛，就趕緊上醫院做檢查。臨床診斷為心肌梗塞，還做了冠狀動脈繞道手術。躺在病床上，他終於醒悟了：原來是吃太多油膩食物惹的禍。

⊙ 容易好發心血管疾病

　　飲食太油膩導致心血管疾病的情況很多，世界衛生組織已將心血管疾病列為「世界公共衛生的頭號敵人」。心血管之所以至關重要，是因為它的功能是負責輸送營養物質，運回各器官代謝廢物，如果血液過於黏稠，流速變慢，容易形成血栓或造成動脈粥狀硬化。當血栓發生在心臟，就會引起心絞痛、心肌梗塞等心血管急症，威脅生命。

⊙ 飲食過於油膩，會導致血管內皮受損

　　飲食過於油膩，會導致血管內皮受損，而血管一旦受損就很難修復。若平時做菜油放太多，總喜歡吃大魚大肉，又不想運動，就會導致體內廢物過度堆積，血液黏度升高，膽固醇增加，並發展為血脂異常。

　　當過多的脂質在血管中黏附，血液的通路就變窄了，心臟想給各個器官運送養分，就需要使點勁，加大壓力，便形成高

血壓。這種情形下一旦劇烈活動或情緒太過激動，甚至上廁所一用力，都可能導致血管破裂，出現出血性心血管疾病。

當然，除飲食太過油膩外，空氣汙染、吸菸、缺乏運動等，也會損傷心血管。所以，預防心血管疾病，一定要避免這些不良因素。

⊙ 如何避免心血管疾病急性發作

有心血管疾病的人，都有不同程度的氣滯血瘀。已出現心血管病變者，如果病情不十分嚴重，可以服用一些中成藥（如通心絡膠囊）來益氣活血、通絡止痛，清除血液中過量堆積的脂質，保護血管內皮免受損傷。另外，可以早晚喝一杯溫水，有利於代謝廢物的排泄，並緩解血液黏稠現象。

飲食上以清淡為主，少吃大魚大肉，炒菜時少放油。有心血管疾病同時又有便祕的人一定要注意，排便時用力會引起血壓驟升，極易導致心血管疾病突發，所以要想辦法解決便祕問題。

⊙ 多揉厲兌穴，保護心臟健康

厲兌穴是胃經的井穴，中醫講「井主心下滿」，其對心血管疾病引起的心臟問題有很好的療效，有此困擾的人不妨每天揉一下。

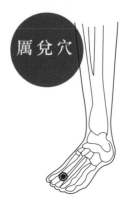

/ 取穴 /
厲兌穴位於足第 2 趾末節外側，距離趾甲角 0.1 寸左右。
/ 做法 /
用拇指按揉厲兌穴。揉的時候稍用力，以感到痠痛為佳，每天揉 5 分鐘即可。

｜ 三、吸菸者 ｜

香菸已成為年過花甲的老劉生活中不可或缺的一部分。因為抽太多菸，導致他的肺部出現毛病，家人都希望他能戒菸。為此還嘗試過一些方法，但一直沒成功。近期老劉的心臟也檢查出了問題，他才痛下決心戒菸。

⊙ 吸菸對心臟的影響

許多人知道吸菸對肺不好，其實它不僅傷肺，還很傷心。吸菸會引起阻塞性肺臟疾病，間接導致心臟病的發生。香菸中含有一種名為尼古丁的物質，這種物質會使甲狀腺素和腎上腺素分泌增多，導致人體血壓升高、心跳加快，也會增加心臟病的發病機率。

⊙ 二手菸危害更大

二手菸是被動吸菸，也會對人體造成很大的傷害。許多人本身不抽菸，但是身邊的人卻是癮君子，導致他們也可能患上各類疾病。調查顯示，吸入二手菸的人罹患肺病的機率很高，同時也會導致血液黏稠，使血管出現一系列問題，長期下來會增加心臟病的罹患率。一個吸菸的人可能會影響許多人，面對二手菸，我們要勇敢拒絕。尤其是家中有兒童或者孕婦時，煙霧對他們的危害程度更大。

⊙遠離菸草對心血管有益

有人曾說過，心血管疾病患者戒菸比吃藥還要好，而且效果很快就能顯現出來，這種說法是有道理的。

以冠心病為例，患者透過服用史他汀（statin）類藥物降低膽固醇，其死亡率可以減少 29％，而服用 β 受體阻斷劑或 ACEI 類藥物，可以讓死亡率降低 23％，但如果他們戒菸，死亡率則降低達 36％。

比較起來，冠心病患者想降低死亡率，戒菸帶來的益處最大，也更省錢、更健康。

⊙你一定能遠離菸草

1. 通知親朋好友，你在戒菸，最好請周圍的朋友一起監督。
2. 避開讓人產生吸菸念頭的地方或人，如煙霧彌漫的酒吧、有人吸菸的辦公室等。
3. 選擇合適的戒菸方式。從每天少抽一根菸開始，堅持下去，直到不吸也沒有不適感為止。
4. 想吸菸時，放鬆自己，做做深呼吸、冥想，可以選擇練瑜伽、打太極等方式轉移注意力。
5. 戒菸後很可能出現戒斷症狀，菸癮越深，越易產生不適，如饑餓、疲倦、喉嚨痛等，但這些不適在 1 ～ 2 周後便會消失。期間可以嘗試一些緩解措施，如多喝水、吃口香糖、洗熱水澡等。

戒菸計畫書

_____(姓名),承諾在 _____(年月日)的 _____(具體時間)開始戒菸。

我戒菸的原因是：_____

我將 _____

我會學習新的方法處理壓力和排遣無聊，如：_____

嘗試其他興趣替代吸菸，如：_____

我將取得_____對我的支持。如果我戒菸成功，

我將獎勵自己 _____

一星期 _____ 、一個月 _____ 、　　　　　簽　名 _____

半年————、一年————　　　　　日　期 _____

　　　　　　　　　　　　　　　　　　　　見證人 _____

| 四、肥胖者 |

> 「甘肥貴人，則高粱之疾也。」
>
> ——《黃帝內經 · 素問 · 通評虛實論》

　　老王經濟能力佳，平時喜歡大吃大喝，體重已經嚴重超標，並進入肥胖者的隊伍。再加上缺乏運動，身體也出現了不少問題。最近他時常覺得疲乏無力，並伴有頭暈、心悸等症狀，懷疑自己得了心臟病，於是去醫院做檢查，好險不是。但醫生同時告訴他要注意飲食，肥胖確實會增加心臟病的罹患風險。

⊙肥胖的原因

引起肥胖的原因很多，包括遺傳因素、心理因素、運動因素及社會環境因素等等。一般常見的肥胖者，都是無法控制飲食形成的肥胖。還有許多人心情不好時，會選擇用食物來麻痺自己，靠吃來發洩，這都是發胖的因子之一。

⊙肥胖者罹患心臟病的風險更高

前文說，冠心病被公認為人類生命的「第一殺手」，而且越來越年輕化。肥胖就是造成冠心病的罪魁禍首，它不只表現在體形不美、脂肪堆積，還會形成脂肪肝，皮膚表面出現脂肪瘤、脂肪顆粒。如果血液中含有大量脂肪，對心臟造成的負擔也會加重。這些脂肪在運行中不斷「掛壁」，血管會越來越細，再加上血管壁老化，心臟磨損率也會成倍地增加，由此造成冠心病、心肌梗塞等問題。

過度肥胖也會直接給心臟造成壓力，因為體重與血液成正比，體重超標，血液就會變稠，心臟泵血能力自然變差，從而使心臟負擔更大，更容易引起心臟病。

⊙合理飲食，有效預防肥胖

想要預防肥胖，我們可以在飯前食用一些水果，於三餐中多吃一些蔬菜，蔬菜水果中含有較多的膳食纖維，對控制體重會有一定的作用。同時要減少正餐食量，還可以在餐前適量喝一小碗清湯，一是能量低，二是湯能夠占用一定胃容積而減少饑餓感。

⊙衡量是否肥胖的標準

我們通常會用以下幾個方法衡量一個人是否肥胖。

體重指數（BMI）＝體重（公斤）／（身高（公尺））^{2}

（一般來說，BMI ≥ 27 即可視為肥胖。）

標準體重（公斤）＝（身高（公分）－ 100）×0.9（較適合女性）

標準體重（公斤）＝（身高（公分）－ 105）（較適合男性）

（標準體重的正常範圍是 ±10％，若是實際體重超過標準體重的 20％ 即為肥胖。）

腰圍：肚臍點水平腰部的圍長

反映脂肪總量和脂肪分布的綜合指標。男性 > 90 公分、女性 > 80 公分就是肥胖。

｜ 五、酗酒者 ｜

「今時之人不然也，以酒為漿，以妄為常，醉以入房，以欲竭其精，以耗散其真。不知持滿，不時御神，務快其心，逆於生樂，起居無節，故半百而衰也。」

——《黃帝內經 · 素問 · 上古天真論》

名著《大亨小傳》（The Great Gatsby，也譯為《了不起的蓋茨比》）的作者史考特 · 費茲傑羅（F. Scott Fitzgerald），是美國 20 世紀傑出的作家之一，可惜這樣一位天才，卻因為經濟和感情上的問題終日酗酒，最後引發嚴重的心臟病，僅 44 歲即英年早逝。

適量飲酒可以減輕人的疲勞，令人心情愉悅。但是過量飲酒或酗酒，會危及自己的健康。調查發現，1/3 以上的交通事故都與酗

酒及酒後駕車有關。

　　一般建議適度酒量，為每日酒精攝取量約 12 ～ 15 公克，依酒精濃度不同，飲酒量也不同，例如：啤酒約 360 毫升（鋁罐一罐）、水果酒約 120 毫升、烈酒約 30 毫升。

⊙ 酗酒對心臟的影響

　　少量飲酒不會引起心血管疾病，但大量飲酒會導致心肌病變、高血壓和心律不整等。

　　研究證實，持續 5 年以上，每天喝白酒 150 毫升，就可能引起酒精性心肌病變，其發病常常是在不知不覺中出現，多見於 30 ～ 55 歲的男性，主要表現在：

心臟擴大

　　心臟擴大常是酒精性心肌病變最早的徵兆，體檢、胸部 X 光、彩色超音波均可發現。如果是早期病例，戒酒後的 4 ～ 8 周心臟可以迅速縮小。但如果是晚期，即使戒酒，心臟也很難恢復正常了。

心臟衰竭

　　喝酒過度可能會導致心臟衰竭。其主要症狀是：緩慢出現心慌氣短、胸悶乏力、呼吸困難、端坐呼吸、夜間陣發性呼吸困難等。嚴重者還可能出現下肢水腫、頸靜脈怒張、肝瘀血等。

心律不整

　　長期大量喝酒會引發心律不整。心電圖可表現為心房顫動與心室早期收縮，同一種心律不整會反覆出現，酗酒猝死多為心室顫動所致。

⊙酗酒對血管的影響

過量的酒精會加快脂肪沉澱到血管壁上，使管腔變窄，繼而讓血壓升高，加速人體動脈硬化的過程。

⊙酒喝多了如何解酒

有時難免有應酬喝多了，這個時候解酒就顯得尤其重要，家裡最好常備葛根，因《備急千金要方》記載其「治酒醉不醒」。醉酒時取 10 ~ 15 克煮水喝，有很好的解酒效果。

千萬不要空腹飲酒

養心
小叮
嚀

空腹飲酒會損傷胃黏膜，還會加速胃吸收酒精的速度，使血液中的酒精濃度快速升高，且會隨著血液循環到全身各處。所以，當人沉浸在酒香中時，肝臟為了要分解被吸收的酒精，只能努力超負荷地運轉，苦不堪言。

第二篇
中醫養心大法

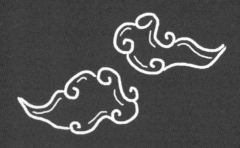

中醫如何養心

────────── 養 心 是 養 生 之 首 務 ──────────

心為人體的君王，主神明，是生命活動的主宰。《黃帝內經》說「得神者昌，失神者亡」，又說「主明則下安，以此養生則壽……主不明則十二官危，以此養生則殃」。可見，心氣充沛，血液充盈，血脈調和，精神內守，則年老而不衰，所以歷代養生家均以調養心神為養生之首。

────────── 養 心 重 在 養 心 氣 ──────────

五臟之氣中，心氣最重要。壓力勞累加上生活習慣不良，一些人壯年發生心源性猝死，英年早逝，是什麼原因造成呢？簡單地說，就是過勞導致的心氣不足。許多人到了40歲之後，就覺得疲勞而力不從心，這就是心氣不足的表現，所以養心氣至關重要。

────────── 養 心 重 在 適 應 四 時 變 化 ──────────

春夏秋冬，季節不同，氣候各異，養心的方法也不一樣。了解不同季節的養心祕訣，我們就能夠避免「傷心」的舉動。

────────── 養 心 重 在 調 節 飲 食 ──────────

在顏色中，心與紅色相對，紅色食物具有補血養心、消除血管內瘀血的作用，多吃可以安定心神，如番茄、紅豆、蘋果、山楂等。

五味之中，心與苦味相對。味苦的食物具有清瀉心火的功能，如苦瓜、萵筍（莖用萵苣）等。

────────── 養 心 重 在 穴 位 調 理 ──────────

保證心這個君主，能夠正常發揮功能的有兩條經絡，一個是心經，一個是心包經。時常按揉這兩條經絡的穴位，能夠發揮養心安神、防治心臟病的功效。

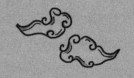

第一章

心主神明，養心先養神

| 一、心氣足，人才有精神 |

「六十歲，心氣始衰，苦憂悲，血氣懈惰，故好臥。」

——《黃帝內經 · 靈樞 · 天年》

五臟之氣中，心氣最重要，所以一定要養護好我們的心氣。現代社會時有發生猝死的事，是什麼原因造成的呢？簡單地說就是心氣不夠。

⊙「心氣」是什麼

「心氣」是指心的一切活動，包括內部功能以及外在的精神面貌。所以「心氣」足，體內血脈順暢，器官功能穩定，人就健康；缺乏「心氣」，人就會萎靡不振。「心氣」和各器官功能有關，而這些器官又和人的生存環境、飲食以及遺傳等有關。所以養「心氣」要從多方面做起，才能成為一個心氣足的人。

⊙心氣不足的表現有哪些

就是話說多一些，稍微勞累一點，就覺得心慌，氣不夠用。這是因為心氣不足，無力推動血液，導致心血缺乏，心失所養，日久心臟容易發病。

⊙如何保養我們的心氣

保養心氣平時要注意靜養和慢養。因為生活和工作節奏快了，對心氣的耗散就會變大。所以該快的時候快一些，但該慢的時候一定要慢下來。例如，上班時快節奏工作，那麼下班了就要放慢節奏，進行靜養。在食補方面，常吃桂圓、蓮子、百合、

木耳等，可以益心氣、養心陰。

　　心主夏，夏季陽氣最盛，是大部分心血管疾病患者病情穩定的季節，此時適當服用人參補益心氣，對他們來說很重要。

　　人參是補益心氣最好的藥物，尤其是動不動就出汗的心臟病患者，更應在夏天嘗試看看，只要飲食基本正常，舌苔正常（薄而乾淨），均可在醫師指導下服用。

　　人參有不同的品種，一般來說夏天進補以性涼味甘的生曬參（即白參）為宜，5 年參即可。每天將 5 克人參切片或切段，放入瓷碗中，加進大半碗清水，然後入鍋上蓋，用小火隔水蒸一小時左右（注意不要把水燒乾），取出放溫喝掉，早晚各一次。人參一般可以反覆蒸 3～5 次，直至藥汁極淡為止，但應注意寒涼體質的人不宜飲用。

　　有舌紅、苔少、口乾或大便較乾的人，可改用性涼生津的西洋參，也可選擇生曬參和西洋參一起服用；有畏寒、大便較稀、四肢欠溫、舌質淡胖的人，則宜用性溫的紅參。在感冒或有其他急性病症的時候，應停服。

　　心臟不好的人，情緒激動時心氣易渙散，容易導致心臟病突發及血壓升高。中醫認為酸味具有收斂作用，能有效阻止心氣太過渙散，保護心臟，防止心臟病突發。因此，最簡單的做

順應自然，靜心養氣

養心小叮嚀

　　人生中大部分的時間是在睡眠中度過的，古人日落而息，順應自然。當人感到疲乏時，就是身體發出訊號，告訴自己要休息了。所以這個時候，建議小憩片刻，打個盹，讓身體得到充分的放鬆。

法是：買些山楂乾（鮮山楂更好，但不易儲存）備著，當情緒波動時，就分次慢慢嚼碎 5 個，能疏肝解鬱，讓心情平靜。牙齒不好的老年人，可用山楂泡水喝，一杯水放 5 個山楂乾就行，反覆沖泡 3 次。

山楂乾還可以在燒菜、燉湯時放入，能收斂心氣，又可去除肉的腥膩，還能降血脂，真是一舉多得。

｜二、心情鬱悶，周身經絡也會瘀堵｜

「悲哀憂愁則心動，心動則五臟六腑皆搖。」
——《黃帝內經‧靈樞‧口問》

人總有心情不好的時候。心情不好時該找人發洩還是憋在心裡？如果是後者，憂慮和煩惱就會危及人體的免疫功能，嚴重影響健康，甚至會憋出病來。

2003 年 4 月 1 日，一代巨星張國榮因憂鬱症而自殺。2008 年，韓國影星崔真實也因罹患憂鬱症最終走上絕路。在現代社會高壓力、高競爭環境下生存的人，不堪精神壓力、世間痛苦，而選擇自我結束生命的事件也在不斷上演。

⊙憂鬱對心臟的影響

經常憂鬱的人不僅會神經衰弱，更重要的是，會使心這個君主失去清明，繼而阻塞人體周身經絡，出現瘀塞、不通達的

情況。

　　如果一個人情志不暢，內心太過抑鬱、恐懼或悲傷，都會導致氣滯。氣滯則血瘀，身體正常的氣血循環一停，停在哪裡就會堵塞到哪裡，加重氣血失調的現象。

　　要想保持經絡暢通，首先要使心情舒暢。心情舒暢，身體裡的氣才能順，氣順了，血就會通暢，身體才能健康。

　　心情憂鬱時要扶助陽氣，陽氣暢達則精神振奮、心志安寧。我有兩個辦法可以補助陽氣，一個是曬太陽，另一個是運動，動則生陽，特別是有氧運動，對提升陽氣可以發揮很好的作用。

⊙陽光是暖和的抗憂鬱解藥

　　陽光猶如一種天然的「興奮劑」，對改善情緒很有幫助。曾有報導，躺在窗戶朝東病房裡的憂鬱症患者，要比躺在窗戶朝北病房裡的早康復幾天。這也證明，陽光是極佳的天然抗憂鬱藥物，尤其是早晨的陽光效果最好。如果堅持每天早晨散步 30 ～ 60 分鐘，曬曬溫暖的陽光，就能加快新陳代謝，從而有效緩解憂鬱。

⊙有氧運動抗憂鬱

　　運動能提升陽氣。現代醫學研究證實，運動可以刺激大腦釋放出內啡肽，讓人產生輕鬆、愉快的感受，對憂鬱症患者有好處。因此，被憂鬱症困擾的人，可適當進行慢跑、太極、瑜伽、游泳、跳繩、爬樓梯、登山、自行車越野、散步等有氧運動。但運動不能完全代替藥物治療，同時還要注意 3 個原則：

訂一個合理的目標

憂鬱症患者容易產生失敗感和自卑感，剛開始運動的時候，不要把目標訂得太高，以免打擊士氣。慢慢來，每次運動的時間不用太長，每周進行 3 次有氧運動，等到身體適應後再逐漸增加運動量。

選擇自己喜歡的運動

多數憂鬱症患者對事物提不起興趣，因此要選擇自己喜歡的運動，也可以嘗試不同的運動方式，替換或結合不一樣的運動項目，不要太機械化，以提高新鮮感。總之，是為了達到快樂運動、運動快樂的目的。

讓親人和朋友一起參與運動

憂鬱症患者容易產生孤獨無助的負面情緒而鑽牛角尖，和親人及朋友一起運動，可加強與人的交流和溝通，分享內心世界，更能在同伴的鼓勵下重拾信心，堅持鍛鍊。

憂鬱症的防護措施

養心小叮嚀

1. 適當增加香蕉、深海魚類、菠菜、堅果、雞肉、全穀類等的攝取。

2. 按時作息，早睡早起。居室、工作場所應寬大明亮、色彩明快。

3. 適當外出活動，增加光照，並欣賞輕鬆的音樂。

4. 餐前用腦過度，進餐時情緒激動、憤怒，餐後立即用腦或用力工作勞動，均不利於病症的恢復，一定要控制。

| 三、心累最累，防心勞四字訣 |

「心者，五臟六腑之大主也，精神之所舍也，其臟堅固，邪弗能容也。」

——《黃帝內經‧靈樞‧邪客》

常聽人抱怨：「哎，活得真累！」曾有一項專業調查顯示：有61％的白領經常感到「心累」，他們的壓力主要來自於工作，其次為情感，最後是生活。

黃先生是一家外企的主管，工作認真，責任心又強，無時無刻都繃緊神經，不敢鬆懈。但近來，他常把「累」掛在嘴邊，總覺得自己情緒低落、缺乏工作熱情，又不得不強撐著處理各項事務……這就是典型的亞健康。

一個人最大的勞累莫過於心累。心累，凡事看不開、放不下，就會導致身體內各器官的調節作用失衡，久而久之疾病就會纏身。

《黃帝內經》中說：「心者，五臟六腑之大主也，精神之所舍也……」精神，是指人的意識、思維活動和心理狀態。人有七情，是正常的情緒變化，一般是不會損害健康的。但如果突然的，或劇烈的，或長期的精神刺激，使情緒反應過於強烈或持久，就會引起心神的過度活動，導致疾病潛伏人體，這就叫「心勞」。防「心勞」關鍵要學會自我調攝，保持健康心境，可採用平、鬆、正、專四字訣。

⊙平衡七情

「平」首先要做到「心平」，平是平衡、平和之意，「心平」才能「氣和」。只有心理平衡，才能保證氣血流暢、陰陽調和，人體自然健康。

中醫講七情，即喜、怒、思、憂、悲、恐、驚，認為「七

情致傷」「病從心生」，大喜傷心，大悲傷肺，大怒傷肝，大恐傷腎，大思傷脾。那麼，該如何完成精神和情緒上的調節與平衡呢？

肝在志為怒，金剋木，悲勝怒，所以大怒時不妨看一場悲劇，肝氣平了，怒氣就可以消了。有位先生，因與兄弟爭產，傷了和氣，甚至打了起來，後來氣得發了狂，到處奔走叫罵。朋友請了一位中醫，醫師判斷這是「怒傷肝」，就騙他說：「你的弟弟出了車禍，搶救無效已經死了。」他聽了先是一愣，接著大哭起來：「兄弟啊，我對不起你啊……」哭完，他的病好起來了，這就是典型用悲傷制怒的例子。

心在志為喜，水剋火，恐勝喜，所以大喜傷了心神而出現精神障礙，可用恐進行制約。如前文所述「范進中舉」的故事，大家耳熟能詳。范進中了舉人後，竟然歡喜得瘋了。最後請他最怕的老丈人胡屠戶前來，一副凶神惡煞似的走到他面前，說道：「該死的畜生！你中了什麼？」一個巴掌打過去，竟然給打好了。

脾在志為思，木剋土，怒勝思，雖然憤怒是一種不良情緒，但它屬於陽性的情緒變動，因此對憂思不解而意志消沉、食慾不振者，可以用激怒療法治療。有一個年輕小夥子因失戀得了憂鬱症，每天萎靡不振，似醒非醒，魂不守舍。

家人不得已請來老中醫，待其診脈後，大罵他道：「一個大男人，竟為一個女子弄得如此狼狽不堪，有什麼出息？如果是我的兒子，早就趕出去了。」年輕人聽了勃然大怒，站起來就要打那老醫生，被他父親緊緊拉住。想不到，年輕人的憂鬱症狀竟然解除了。

肺在志為憂，火剋金，喜勝憂，因而喜樂能夠治療因憂愁、悲哀等不良情緒所致的病變。當憂鬱時，最簡單的做法莫過於聽笑話、看喜劇了。古書載有一個書生愛上一個小姐，但他父

親不同意，因而難過不已，傷了肺，咳了起來，越咳越重，後
來竟嘔血了。在外地經商回來的父親知道情況後，就去找醫生。
醫生說遂了他的心意，病就會好轉。他的父親只得去小姐家提
親。當書生知道小姐同意親事後，心中大喜，咳嗽、嘔血竟不
藥而癒。

腎在志為恐，土剋水，思勝恐，所以一個人心驚膽戰時，
要學會凡事冷靜思考，才能豁然開朗，柳暗花明。《三國演義》
中諸葛亮用空城計退敵的故事，就是很好的思勝恐範例。司馬
懿大軍壓境，城內空空如也，諸葛亮用深思熟慮戰勝了驚恐，
從容躲過一劫。

⊙ 適當放鬆

鬆即心鬆。心鬆，就是丟掉雜念、去掉私心。這裡的鬆不
是鬆勁、鬆散，而是鬆而不弛，鬆而不懈。人生在世，儘量做
符合實際、力所能及的事情，不要好高騖遠、急功近利，這樣
日子才能過得踏實、自在。

平時即使負擔重一點，壓力大一點，也要坦然面對，笑看
人生。適當給身心放個假，工作之餘多運動，另外，開懷大笑
也是一個好方法，能幫助人宣洩負面情緒。

⊙ 心存正念

正即指心正、正直、善良。俗話說：「不做虧心事，不怕
鬼敲門。」只要堂堂正正、清清白白做人，不做違法亂紀、虧
心悖德之事，就無愧於心，吃得好、睡得穩，心理自然處於愉
悅平衡狀態，身體功能必然和諧。

反之，若心術不正，整天挖空心思為自己謀算，必然會日
日心中不安，夜裡噩夢纏身，使得生理失常，心弦緊繃，正氣

不足，以致早衰折壽。

常懷感恩之心，慈悲為懷，與人為善，多想別人的好處，少記他人的不是，總之心存正念，少生邪惡，何愁「正氣」不足？「正氣」足者，何病之有？

中國文化和中醫是一脈相承的，人們常把為善、做善事的人稱為「熱心腸」，這其實有中醫原理在裡面。

道家講「善能生陽」，就是說善良、為善能增強人體的陽氣。這種陽氣彙聚為一股暖流，中醫認為人體有兩個臟腑必須時刻保持較高的溫度，那就是心和小腸。因為心要鼓動氣血，小腸要消化食物，溫度太低，它們就無法工作。又因為心經和小腸經相表裡，彼此可以互相作用、互相影響、互相「溫暖」，再加上小腸經屬陽，心為「陽中之陽」，它們一溫暖，全身的陽氣充足，病邪就無法入侵。

⊙ 專心致志

社會在發展，如果跟不上節奏就會覺得累。想做的事情很多，白日夢也很多，可是什麼也沒有完成，那就更累。

清朝養生家曹庭棟提倡：「心不可無所用，非必如槁木，如死灰，方為養生之道。」可見，專心則凝神，神定則心安。一個人心神安靜，集中精力做事，不被外物所打擾，往往不會有疲勞感，也更容易走向成功。

緩解壓力的飲食祕訣

養心小叮嚀

1. 鈣是天然的壓力緩解劑，可多吃一些高鈣食物，如牛奶及乳製品、大豆及豆製品、韭菜、魚蝦、芝麻、核桃等。
2. 咀嚼零食可以轉移人對緊張和焦慮的注意，使身心得到放鬆。
3. 喝一杯酸梅湯或果醋。酸味入肝，可疏通鬱結的肝氣，緩解壓力。

| 四、恬愉是養心安神的根本 |

「恬淡虛無，真氣從之，精神內守，病安從來？」
——《黃帝內經・素問・上古天真論》

「恬淡虛無」是指心胸開闊，將一切看得很淡，不斤斤計較，這樣一來，體內的精、氣、神就能順暢運行；「精神內守」是指心無雜念，不受紛繁複雜的物質世界誘惑，若能達到這樣的境界，又怎麼會生病呢？

⊙ 精神內守，病安從來

《黃帝內經》告訴人們：「以恬愉為務，以自得為功。」恬，安靜也；愉，即愉快、樂觀、開朗；務，指任務。人若能充分利用喜樂這種良性情緒和心態，對氣血的調和暢達是很有好處的，有助於祛病延年。

生活中許多人喜歡與別人攀比，要知道「人比人氣死人」。攀比必然使人產生無盡的煩惱，若煩惱纏身，吃不下飯，睡不著覺，久而久之，疾病入體，如此，談何健康長壽？

這裡給大家開一個心靈處方：要保持心情愉快、精神安定，要知足而樂、自得其樂、大肚能容、笑口常開，不要攀比、憂患得失、小肚雞腸、愁眉苦臉。真正做到這個，自身的抵抗力就強了，免疫力也會得到提高，病邪就不會入侵了。

⊙ 知足者心常樂

漫漫人生路，誰能一帆風順呢？所謂「人生不如意事，十常八九」，加上責任的重擔和緊張的工作，心這個「君主之官」，會受到各種各樣的衝擊，若是處理不好，會形成「主不明」的

狀態而引發「十二官危」，從而產生各種疾病。

古人云「仁者壽」「樂者壽」「事若知足心常樂，人能無求品自高」。若能在逆境中保持樂觀向上的情緒、從容平和的心態，做到「事大事小，過去就了」，對於身心健康自然會有好處。

「事在人為，莫道萬般皆是命；境由心造，退後一步自然寬」。很多人都愛說沒有過不去的坎，但真正遇到事情時，又是毫釐不讓，寸土必爭，常常為一些雞毛蒜皮的小事，鬧得天翻地覆。

與此相反，《紅樓夢》中的賈母胸懷寬廣。她之所以能在那個「人生七十古來稀」的年代活到 83 歲，與其心寬神寧、豁達仁厚、樂觀開朗是分不開的。她雖年高卻愛看戲，一副「老小孩」的性格，常與兒孫們猜燈謎取樂，和晚輩、下人打成一片，用今天的話說，就是能做孩子的好朋友。她對周圍的人慈祥寬厚、和藹可親，深得晚輩們的擁戴和孝敬，可稱之為「仁壽」。

⊙ 養神需靜守

神藏於心，精神奕奕是身心健康的反映。靜養心，人的精神修養，要在靜守中去體驗，才能精神「內守」。《黃帝內經‧素問‧上古天真論》說：「提挈天地，把握陰陽，呼吸精氣，獨立守神，肌肉若一，故能壽敝天地，無有終時，此其道生。」這在今天來講，就是修練靜功，調心、入靜，或靜坐，或站椿，一心體會體內氣血運行的變化。久而久之，就會真氣充沛、五臟安和，形神健在，自然長壽。

站椿功就是「獨立守神」的靜養。簡單的站椿方法是：兩腳開立與肩同寬，兩膝微屈，腰要直，胸要平，兩手上抬，環抱於胸前，手心朝內，手指自然分開，微曲，兩手相距約一公尺，兩肘略低於肩，呈抱球狀。兩目微閉，舌抵上顎，自然呼吸，排除雜念。全身放鬆，空胸實腹，如同抱球，意守下丹田，想像氣從胸部下沉到丹田，精神愉悅地站立。

　　「空胸實腹」又稱「氣沉丹田」。「空胸」是指兩肩下垂，胸部寬舒，氣息通暢。「實腹」指意識引「氣」入丹田，「氣」充實於腹內。「氣沉丹田」，其實就是運用腹式呼吸，但不等同於腹式呼吸，是指在意念集中的情況下配合腹式呼吸，把「意」和「氣」集中在丹田，丹田就像一個充滿氣體的皮球，會感到有一團熱氣聚在裡面。

　　站樁功可以鍛鍊身心，讓心態平和，令全身氣血順暢，內外一體，如此則「氣血衝和，萬病不生」「經絡順暢，何病之有」，達到有病者治病，無病者防病，強身健體，培植元氣，增強力量，內健外強的效果。

　　練習站樁功對高血壓、糖尿病、慢性腸胃炎、氣管炎、頭痛、失眠、腰肌勞損、四肢麻木、便祕等常見疾病有輔助調理作用。

　　在練習站樁功過程中，可能會出現肌肉震顫、肢體痠麻、墜脹、周身溫熱、微微汗出等反應，這些都是正常現象，不必恐慌。這種情況多半是肌肉不夠強健、氣血欠通暢的表現。持續練習 10 天左右，就會感到全身輕鬆愉快，各種不適隨之消失，漸漸體會到氣血通暢，肌肉靈活，疲勞感減輕。有人還會出現流眼淚、打哈欠、打飽嗝、腹鳴等現象，這說明經絡和氣血的壅塞消除了。

　　練習站樁功應以循序漸進為原則，最初不宜站立太久，以 3 ～ 5 分鐘為度，之後可逐漸增加到 10 ～ 20 分鐘，熟練後可根據個人體質強弱和病情自行控制時間。

整理情緒的好方法

養心小叮嚀	
	1. 不要把工作當成一切。分出一些時間給家庭、朋友、娛樂等。
	2. 暫時將所有事情拋開。休息一下，呼吸一口新鮮空氣。
	3. 如果有什麼事情煩惱，找個朋友來談談心，很快就會雲淡風輕。

| 五、防治「心病」的五條捷徑 |

> 「上古之人，其知道者，法於陰陽，合於術數，食飲有節，起居有常，不妄作勞，故能形與神俱，而盡終其天年，度百歲乃去。」
>
> ——《黃帝內經・素問・上古天真論》

這裡所說的「心病」，是指人的心理出現問題。在快節奏、高壓力的現代社會，遭遇「心病」困擾的人越來越多，而「心病」又是許多疾病產生的根源，所以，如何整理情緒、保持心理健康，已成為現代人需要關注的問題。下面介紹 5 種常用的方法，幫助大家調節心理和情緒。

⊙ 轉移思路

當生氣、苦悶、悲傷時，可以暫時回避一下，努力把不快的思路轉移到高興的地方去。例如，換一個環境、做一件有意思的事情、探親訪友等。「難得糊塗」是改善心情的好方法。

⊙ 向人傾訴

有不愉快的事情，應學會向人傾訴。把心中的苦處告訴知心人，不僅能得到安慰，心胸也會像打開一扇門。向朋友傾訴，還需要先學會廣交朋友，如果經常對別人有防範意識，就很難有交心的「麻吉」。沒有朋友，不僅遇到難事無人幫助，也無法找到一吐為快的對象。

⊙從生活中找樂趣

　　飼養貓、狗、魚、鳥等小動物，或種植花草、蔬果等，可以發揮排遣煩惱的作用。遇到不如意的事，主動與小動物親近，會使人快樂。洗洗菜、澆澆花或坐在葡萄藤架下品嘗水果，都能夠適當地調節不良情緒。

⊙培養興趣

　　人沒有興趣，生活會顯得單調。除本職工作外，要學會培養自己的業餘愛好。唱歌、跳舞、打球、集郵等，都能使生活變得豐富。心情不好時，可以全心投入興趣中，這樣有助於排解鬱悶心情，讓自己的心胸變得開闊明朗。

⊙多捨少求

　　常言道「知足者常樂」，總是抱怨自己吃虧的人，不容易獲得快樂。多奉獻少索取的人，總是心胸坦蕩，笑口常開。這樣有利於呵護身心健康，防治「心病」。

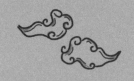

第二章
順應四時養心調神

｜ 一、一年之計在於春，養心重在排毒發陳 ｜

「春三月，此為發陳。天地俱生，萬物以榮。夜臥早起，廣步於庭。被髮緩形，以使志生。生而勿殺，予而勿奪，賞而勿罰。此春氣之應，養生之道也。逆之則傷肝，夏為寒變，奉長者少。」

——《黃帝內經‧素問‧四氣調神大論》

春天的主要任務是排毒發陳。在萬物萌發的春天，我們體內聚集了一個冬天因「冬藏」和各種進補所積攢的廢物、垃圾。這時候，如果不能及時將這些東西排出去，對身體的害處會很大。在春天裡，我們既要養肝，也要養心，學會給心排毒。

⊙春季養肝更要養心

春天萬物復甦，草木榮生，世間各處都在煥發新的生機。冰雪消融，大地回暖，陽氣生發，尤其適合養心，這是因為心喜歡活躍、舒暢、爽朗的氣候，對陰霾、寒冷、壓抑等有抵觸。另外，心臟病多在秋冬季節好發，春天養心，就能夠降低秋冬心臟病的發病率。

⊙春季飲食要以清淡為主

春季人體肝氣較旺，所以在飲食上應以清淡為主，可多食用蔬果，如菠菜、蘋果、紅棗等。它們含有豐富的維生素和礦物質，對心臟有益處。此外，不要過於油膩，也不要太過辛辣，請選擇蒸、煮、涼拌、炒等烹飪方式，儘量保留食物中的營養成分。

⊙ 適合春天做的運動：慢跑

春天可選擇一個安靜的公園，或一條清靜的林間小路，一邊欣賞沿途風景，一邊慢跑，這樣不但能舒筋活血，也能看到大自然美麗的一面。慢跑後到空氣流通的地方進行深呼吸，可以高舉雙臂，閉上雙眼，這時會感到風從耳邊經過，心臟也會隨著均勻的呼吸而更有律動感。但要注意，運動時身體難免會出汗，一定要注意保暖，換季時需預防感冒。

⊙ 如何幫心臟排毒

一般來說，心有毒素主要表現在兩個地方：一個是舌頭，一個是額頭。中醫認為舌為心之苗，舌頭和心關係很密切，一旦心裡有火，舌尖就容易潰瘍。要是心臟的毒素累積過多，額頭就會長痘痘，提醒我們心臟的毒素該清了。這時候如果毒素沒有排出去，便會引起失眠、心悸。再嚴重一點，胸悶或胸部刺痛就接著來報到。所以，我們要趁毒素累積較少時，抓緊時間排毒。

幫心臟排毒可以選用蓮子心泡茶，方法是：取蓮子心 3 克，用熱水沖泡，放涼後飲用。每天喝一小杯，可化解心臟熱毒。蓮子心味苦，能夠散發心火。除了喝蓮心茶外，還可以選擇吃苦瓜、綠豆湯來排毒。

春季養心有兩忌

養心小叮嚀

1. 忌寒冷。早春時節寒意還未退去，所以一定要注意保暖。寒冷會使血管收縮，血流量減少，這時心臟需要加大工作量，才能滿足身體需求。

2. 忌情緒反覆無常。情緒的起伏會使人體內腎上腺素發生變化，從而導致心臟跳動速度不規律。

| 二、夏季應心而長，養心好時節 |

> 「夏三月，此為蕃秀。天地氣交，萬物華實。夜臥早起，無厭於日，使志勿怒，使華英成秀，使氣得泄，若所愛在外。此夏氣之應，養長之道也。逆之則傷心，秋為痎瘧，奉收者少，冬至重病。」
>
> ——《黃帝內經‧素問‧四氣調神大論》

　　按照中醫的五行學說，夏季是屬火的。火屬陽，意即夏天是一年中陽氣最盛的季節，也是我們身體新陳代謝最旺盛的時候。所以，在心火很旺的夏天，一定要重點養護我們的心。

　　夏天是陽長陰消的極期，夏天主長，萬物茂盛，心氣內應，養生應以養心為主。這時要使氣得泄（當出汗就出汗），因為夏天屬陽，陽主外，所以汗多。逆之則傷心，就會降低人體適應秋天的能力，也就是所謂的「奉收者少」。

⊙夏季心臟容易出現的問題

冠心病

　　夏季天氣炎熱，人體內腎上腺素分泌增多，心跳加快，冠狀動脈收縮，使心臟負擔加重。此時心臟不好的人容易罹患冠心病。

心肌梗塞

　　夏季人體出汗量增多，血液中水分減少，且易黏稠，容易引發心臟病，嚴重時會出現心肌梗塞。

心絞痛

暑熱難耐，人的情緒易受波動，導致緊張、憂鬱，會影響血液循環，心臟隨之受到牽連，更容易出現心絞痛。

⊙夏季苦養心，過苦也會「傷心」

夏天容易上火，這時可吃一些味苦的食物。苦味入心，同時具有清熱去火、生津潤燥等功效，如苦瓜、生菜、苦菜等。

但食用味苦食物一定要注意量，如果過多反而會化燥傷陰。

⊙適合靜心休養

夏季養心講究「靜」，要學會靜心休養。心中清淨，才能真正養心，心中無雜念、無大喜大悲，對心臟大有益處。

⊙讓自己出點汗

夏季天氣炎熱，能「使氣得泄」，所以最自然的狀態就是皮毛開泄、汗出暢通。我們可以趁這個時機順應自然，讓汗液帶走一些代謝廢物。如果夏天不出汗或很少出汗，就會讓氣血不順暢，還很容易生病。因此，假使大家心臟功能正常，這汗該怎麼出呢？

大熱天的，許多人不喜歡運動。其實，我們不一定非要運動到大汗淋漓，因為中醫認為「大汗傷身」，所以只要微微出汗、氣有點喘，但依然能夠輕鬆說話的程度就夠了。至於運動的時間，可以避開溫度最高的白天，選擇 10 點之前或 17 點之後都行。出汗後還要注意及時補充水分，以免血液黏度增高，從而誘發心血管疾病。

⊙夏天容易做出的「傷心」舉動

過量飲酒

許多人喜歡在夏天暢飲啤酒，尤其朋友聚在一起，不知不覺喝過量。酒精會使人心率加快、血壓升高，容易引起心臟不適。

熬夜

夏天本就晝長夜短，年輕人又愛熬夜晚睡，這其實嚴重影響人體內各器官的正常休息，是一種很「傷心」的行為。

常吹冷氣

經常吹冷氣不但容易感冒，而且對心臟也不好。室內外溫差過大，會使人體血管收縮，以致血液流通不暢出現栓塞，從而誘發冠心病等心血管疾病。

| 三、秋季轉涼，養心要防燥 |

「秋三月，此為容平。天氣以急，地氣以明。早臥早起，與雞俱興。使志安寧，以緩秋刑。收斂神氣，使秋氣平。無外其志，使肺氣清。此秋氣之應，養收之道也。逆之則傷肺，冬為飱泄，奉藏者少。」

　　　　　　　　　　──《黃帝內經・素問・四氣調神大論》

秋天天氣逐漸轉涼，初秋濕燥，晚秋悲涼，古代許多文人墨客以秋傷懷，表述心中苦悶之情。秋風蕭瑟，人也會變得傷感，容易出現憂鬱情緒，所以這個季節心臟病的發生率，要比春夏高出許多。同時，心臟也能感知外界環境的變化，天氣轉涼，陽氣收斂，心氣易不足，所以秋天養心很重要。

⊙ 養心要注意保暖

到了秋季，天氣轉涼，大自然陽氣潛藏，人體陽氣也隨之轉入收斂狀態，只有此時好好收藏，來年才有生發的基礎。可是陽氣該如何潛藏呢？在深秋季節要適當增加衣服來保暖，心臟喜暖畏寒，心臟不好的人在秋季一定要注意禦寒。

⊙ 養心需防「秋燥」

入秋後天涼了，容易口乾舌燥、鼻出血；喉嚨也癢癢的，頻頻乾咳，時有少量的痰，卻總是咳痰不爽；嘴唇一碰就乾裂，這就是中醫常說的「秋燥」。主要是因為天氣燥熱，溫度偏高，相對濕度偏低，造成上呼吸道黏膜和皮膚表面的水分容易蒸發和流失，從而出現上述症狀。

防治「秋燥」，需要養陰益氣，養陰可以防治肺燥，益氣能夠溫養肺氣。因此，應該多吃山藥、銀耳、蓮子、豬蹄、藕、梨等食物。

⊙ 飲食宜多吃粥和梨

剛立秋的時候，就有許多人忙著「貼秋膘」（秋天進補增肥好過冬）了。一年四季，「春生、夏長、秋收、冬藏」，人體在秋天要把春生夏長所累積起來的能量和物質，轉化成生命的精華，藏到身體最深處。

春夏季節，人體的陽氣往外發散，腹中虛寒，沒有足夠陽氣來消化食物，所以飲食要以清淡為主，否則脾胃會不堪重負，滋生濕熱，容易生病。秋冬季節是人體陽氣收藏的過程，它會潛藏到身體深處，溫暖脾胃，使消化能力增強。這時候適當進補是非常有益的。不過剛入秋，暑氣沒有散去，脾胃依然虛寒，先不要急著吃一些肉類或滋補藥材，最好推遲到秋分以後再補，效果更好。

秋季可以多吃秋梨。因為秋季燥字當令，秋梨可養陰，緩解秋燥之氣。秋梨被譽為「百果之宗」，有生津、潤燥、消痰、止咳、降火、清心等功效。

秋季還可以多喝粥，有養陰潤肺、健脾益胃的功效。梨粥具有良好的潤燥作用，胡蘿蔔粥對皮膚粗糙、口唇乾裂、兩眼乾澀、頭皮屑增多等有一定防治之效。

⊙ 養心要動靜結合

初秋早晚溫度適宜，適合外出鍛鍊。可以根據個人不同的身體狀況，採取不一樣的運動方式，如慢跑、爬山、打太極等，不要突然劇烈運動，以免加重心臟負擔。

秋天除了「動」，還要「靜」。靜指的是心中清靜，精神放鬆。古人認為靜可養神，還可養心。身體處在靜止狀態，體內各器官沒有過多消耗，心臟也可得到保養。可以在秋天的早晨，選一個安靜的公園或樹林，做 10 次深呼吸，吸入新鮮空氣，之後向遠方眺望，這樣不僅能使身體放鬆，心神也會淨化和舒緩。

心臟不好的人秋季注意事項

養心小叮嚀

1. 注意保暖。秋天氣溫逐漸降低，心喜暖畏寒，心臟不好的人一定要懂得禦寒。

2. 預防感冒。感冒容易引發一系列發炎，如支氣管炎、扁桃腺炎等，這些會影響人的心肺功能，心臟不好的人尤其要提防。

3. 注意休息，勞逸結合。秋天，心臟不好的人要多休息，不可進行超過負荷的工作，勞逸結合，別讓身體感到疲倦。

4. 調節情緒。秋季容易傷感，但大喜大怒大悲都會促使人體腎上腺素分泌，讓血壓升高，心臟不好的人易加重病情。

| 四、冬季寒冷，心要暖養 |

> 「冬三月，此為閉藏。水冰地坼，勿擾乎陽。早臥晚起，必待
> 日光。使志若伏若匿，若有私意。若已有得，去寒就溫。無泄
> 皮膚，使氣極奪。此冬氣之應，養藏之道也。逆之則傷腎，春
> 為痿厥，奉生者少。」
>
> ——《黃帝內經 · 素問 · 四氣調神大論》

冬天是四季中最寒冷的季節，草木枯萎，萬物凋零。這時人會有畏寒之感，代謝變得緩慢，產生熱能較少。人體內陽氣潛藏，陰氣發散，氣血流通趨緩，這時更應該養心，因為冷空氣可能會導致冠狀動脈收縮，心肌缺血缺氧，所以容易引發心臟病。

⊙冬季養藏，儘量減少外出

冬天是萬物生機都要潛伏閉藏的季節，這時候要適應這種「藏氣」，別過多擾動體內的陽氣。對於養心來說，我們也要遵循這種自然規律。經歷了春夏的發散之後，到了秋冬季節，就要「收心」了，飲食起居各方面都需有所調整。

例如要減少外出的時間，尤其是寒冷的早晨，因為天氣冷的時候，血管就會收縮，冠狀動脈也會受到影響，在一定程度上導致心肌缺血，心臟的負荷也會加重。所以，冬季是心血管疾病的好發期。許多心臟不大好的人一入冬，胸悶、氣短和心悸的症狀都會變本加厲，如果再晨練，無疑雪上加霜。最好等上午 10 點以後，太陽出來了，陽氣比較充足時，再到室外活動。

冬季可以選擇的鍛鍊項目有慢跑、快走、打太極拳等。

⊙ 飲食要注意滋補陽氣

冬天寒冷，人體陽氣不足，陰氣最盛。所以在飲食上要選擇一些滋補陽氣的食物，如羊肉、韭菜、糯米、紅棗、桂圓、花生、山藥、核桃等。

⊙ 心臟病患者如何安穩過冬

睡眠要充足，注意保暖，預防感冒

冬季人體容易產生乏力、焦躁之感，而且夜晚漫長，天氣寒冷，可以適當增加睡眠時間。另外，除了要注意保暖，還要保證空氣流通，不要蒙頭大睡，被窩中氧氣不足會使血液供氧減少，影響心臟健康。

睡醒後不要馬上起身

睡眠時人體的血液已適應平躺狀態下的流動方式，猛然起身會出現腦部供血不足的頭暈現象，所以睡醒後，請睜眼靜臥3分鐘再起床。尤其心臟病的患者更要遵守這個原則，不然可能會引起胸悶、心絞痛等症狀。

洗澡時要注意時間

冬季寒冷，許多人在洗澡時會將水溫調得很高，長時間淋浴。這時浴室中水蒸氣過多，會使血液供氧不足，心臟病患者可能因此發病；另外水溫過高會導致血管擴張，血壓下降，時間太長會讓人有呼吸困難、疲勞虛弱之感，對心臟不利。因此，洗澡時溫度和時間一定要掌控好，一般控制在15分鐘左右。

⊙冬季養心兩大地雷

多喝酒可以禦寒

　　喝酒能使人體散發熱量，所以喝完酒後會感覺暖和，但這只是一時的現象，之後身體會更冷。另外，酒喝多會導致腎上腺素分泌增多，加快血液循環，使心跳動加速，對心臟不利。

腳暖身體就暖，衣服穿薄點沒關係

　　即使是冬天，有的人為了彰顯「美麗」，穿得很少，認為腳暖和就行。其實這種說法不正確，身體中許多器官如心臟、腸胃等都害怕寒冷，對溫度變化很敏感，容易受寒出現疾病。所以冬季不僅要暖手腳，還要暖身體，穿厚衣服。

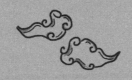

第三章
養心就在日常起居中

｜ 一、生活作息有規律，讓心臟保持年輕 ｜

> 「人能應四時者，天地為之父母；知萬物者，謂之天子。」
>
> ——《黃帝內經·素問》

作息，就是工作和休息。想要身體好，工作和休息應該遵循一定的規律，如後述兩個方面。

⊙ 效法自然

即是要做到天人合一，根據自然界的變化來調整作息。《黃帝內經》曰「人與天地相參也，與日月相應也」「天地之間，六合之內，其氣九州九竅、五臟、十二節，皆通乎天氣」。即人與天地自然是息息相關的，都是按照陰陽五行規律運動和變化的，這是《黃帝內經》天人相應的整體觀。

這種觀念反映在養生方面，就要求人們效法自然，根據自然界的陰陽消長及寒暑變化來調攝自身陰陽，使身體與天地自然相通而保持健康。對於一天之內的作息，《黃帝內經》認為人體的活動應順應陽氣變化的規律，在白天陽氣旺盛時工作，在傍晚陽氣逐漸收斂時減少活動，不要擾動筋骨、觸犯霧露。

如果違反了陽氣盛衰的規律，就會導致身體憔悴衰弱。如何根據四季陰陽變化來安排作息，《黃帝內經》也提出了其養生原則，即「春夏養陽，秋冬養陰」。總之，順應自然變化的規律來養生，可使正氣充足，身體健康；如果時常違反自然規律，就可能導致人體陰陽氣血失調，衍生各種疾病，折損壽命。

⊙ 合乎自身

簡單來說就是根據自身情況調節作息，勞逸結合。作息要合乎自身規律，應在效法自然的基礎上進行，它是前者的補充。人的年齡有長幼之分，體質亦有強弱之別，譬如有人睡 8 小時就足夠，有人卻睡 10 小時還不解睏。同樣的工作量，有人能夠輕鬆完成，有人卻感覺吃力，甚至無法達成。所以，必須根據自身情況來安排自己的作息，不要盲目追求和別人一樣。在感受疲倦時，就要休息；在感覺困乏時，就要睡覺，這是根據自身調節作息最基本的原則。

近年來，透過改變作息來調整人體生理病理節律，以預防心腦血管疾病的發作，也是醫療專家提倡的一種方法。

冠心病、心絞痛、心肌梗塞、腦血栓等心腦血管疾病的發作，往往在夜間。這是因為晚上冠狀動脈張力增高，易引起痙攣，而其管徑變小，導致心臟組織缺血、缺氧。如果晚餐時進食過量，尤其是吃很多過於油膩的食物，更易誘發心腦血管疾病。因為油膩過重，會造成血脂暫時性異常升高，血液黏滯度增大，血流緩慢，尤其是已有狹窄、粥狀硬化的冠狀動脈血管，會使其病狀加重，甚至發生血栓阻塞。

另一個原因是，19 時至 20 時是腸胃功能較弱的時間，如果此時進食量過大，晚上睡覺時膨脹的胃會壓迫橫膈膜，使胸腔內壓改變，影響心臟功能與血液回流，這也是誘發心臟病的因素之一。

因此，將晚飯時間提前，同時減少進食量，少吃油膩食物，就對預防或減少心腦血管疾病的發作有益。同時依據自身體質狀況，效法自然，順時作息，便能大大降低心臟異常的機率。

讓心態年輕的方法

養心小叮嚀

1. 多與年輕人來往，感受其活力。

2. 培養嗜好。在家裡學學書法、看看書、讀讀報、下下棋、種花養鳥、出外垂釣，於嗜好中陶冶性情。

3. 儘量參加一些力所能及的工作，爭取做到心理上和體力上都不服老。

| 二、養心有睡方：睡好子午覺 |

「夫衛氣者，晝日常行於陽，夜行於陰。故陽氣盡則臥，陰氣盡則寤。」

——《黃帝內經・靈樞・大惑論》

古人把晝夜 24 小時分為 12 個時辰，意即 2 小時為 1 個時辰。子午覺就是晚上在子時（23：00 ～ 1：00）熟睡，白天在午時（11：00 ～ 13：00）休息。

⊙為什麼要睡好子午覺

要了解這個問題，就得先談談睡眠的機制。按照中醫養生的觀念，睡眠與醒寤是陰陽交替的結果。陰氣盛則入眠，陽氣旺則醒來，所以《黃帝內經》說：「陽氣盡則臥，陰氣盡則寤。」

這樣就更能了解睡子午覺的意義了。因為按照《黃帝內經》的睡眠理論，夜半子時為陰陽大會、水火交泰之際，此時稱為「合陰」，所謂「日入陽盡，而陰受氣矣，夜半而大會，萬民皆臥，命曰合陰」。所以夜半應長眠、深眠，因為陽盡陰重之故。

反之，午時為日出陰盡，而陽受之，日中而陽重，陽主動，此時應為「合陽」，乃工作最出效率之時，適當地休息一下，更容易養足精氣神，為下一階段積蓄能量。

⊙子午覺的原則：子時大睡，午時小憩

睡子覺就是夜晚在子時以前上床，子時進入最佳睡眠狀態，因為它是「合陰」時間，睡眠效果最好。睡午覺，就在午時小憩片刻。所以才說睡子午覺是「子時大睡，午時小憩」。

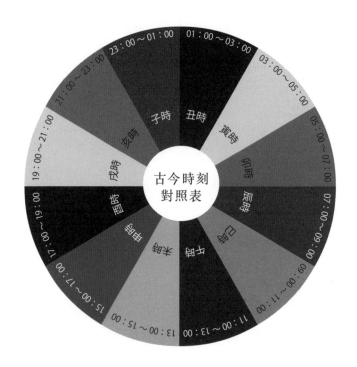

⊙午時小憩養足精氣神

　　午時為心經當令，此時陽氣到達頂峰後，盛極必衰，就逐漸開始衰落了，而陰氣慢慢生發。動生陽，靜生陰，所以午時宜靜臥或靜坐30分鐘，既可以生發陰氣，又能保心氣。即使沒時間睡覺或睡不著，閉目養神對身體也有益處。

　　中醫認為心為「君主之官，神明出焉」，午時正是陰陽交合的時候，正所謂「陰陽相搏謂之神」，此時小憩最能養精氣神，也為下午的工作打好精力基礎。

　　午時心經最旺，有利於周身血液循環，心火生，胃土利於消化，這時最適合吃午飯。不過，老年人最好靜坐或閉目休息一下再進餐，因為人心平氣和，氣機調順了，胃口和消化才好。午餐應美食，所謂美食，不是指山珍海味，而是要求食物暖軟，不要吃生冷堅硬的食物，也不要吃太油膩的東西。此外，最好

只吃七八分飽，過飽則會加重腸胃的負擔。食後可用茶漱口，滌去油膩，然後午休。

⊙ 提高睡眠品質的 3 大法寶

睡前減慢呼吸節奏

睡前可以適當靜坐、散步、聽輕柔的音樂等，使身體逐漸入靜，靜則生陰，陰盛則寐，最好的辦法是躺在床上做幾分鐘深呼吸，精神內守，睡眠品質才會最好。

睡前可以吃點養心陰的食物

睡前 2 小時可吃一點養心陰的東西，如冰糖蓮子羹、小米地瓜粥、藕粉等，因為人睡覺後，心臟仍在辛苦地工作，所以睡前適當地補益心陰，有助於健康。

睡前用溫水泡腳入睡最好

睡前用溫水泡腳，再輔以足底按摩效果最佳。因為泡腳可以促進心腎相交，心腎相交意味著水火既濟，對陰陽相合有促進作用，陰陽合抱，睡眠品質自然較高。

⊙ 幾種常見的失眠

心陰虛失眠

◎主要由心陰液不足，心失所養，虛熱內擾導致。

◎症狀表現為心煩、心慌、胸熱、口乾、舌紅、脈細數、夢多。
特點是入睡困難，心煩難靜。

◎治療宜養心陰：以麥冬、蓮子、百合、桂圓肉、竹茹泡水飲用。
可服中藥天王補心丹。

心血虛失眠

◎主要由生血之源不足，體虛、脾虛，吸收不好而致。多發生於女性生理期後失養或產後、術後失補。

◎症狀表現為面色蒼白，血少不養心，指甲、黏膜（眼、口黏膜）蒼白。特點是入睡困難，多夢易醒。

◎治療宜培補心血：以豬血、紅棗、桂圓、茯苓、藕、當歸燉雞食用。可服中藥歸脾丸。

用腦過度失眠

◎主要是用腦過度致腦海空虛引起。腦與心腎關係最大，心主神明，腎生髓，用腦過度易致心腎不交而失眠。

◎症狀表現為頭暈身重、心神不定、四肢乏力。特點是入睡困難、輾轉易醒。

◎治療宜養心安神：勞心過度者可從心補腦，養心安神，服補腎健腦片；勞腎過度、房事不節者可從腎補腦，請多喝大骨湯，補腎填髓，也可常食黑芝麻、蛋黃、豆漿、牛奶、胡蘿蔔等。

腎陰虛失眠

◎主要由腎陰虧損，失於滋養，虛熱內生所引起。多發生於青、中年族群。

◎症狀表現為頭暈、腰痠、夢多、遺精、帶下、口乾、舌紅、脈細數。特點是煩熱、失眠、盜汗。

◎治療宜養腎陰：可服中藥六味地黃丸。

腎陽虛失眠

◎主要由腎陽虧虛，導致身體元陽不足，致使氣血不能養心，從而失眠。

◎症狀表現為易早醒、頭暈、怕冷、腰痠、手足冷、舌淡苔白、

脈沉緩。特點是四肢寒冷，入睡困難。

◎治療宜溫補腎陽：可服中藥金匱腎氣丸。

脾虛失眠

◎主要由脾胃虛弱引起，胃不和則臥不安。

◎症狀表現為失眠、多夢、健忘、帶下、遺精。特點是消化不好，寢食難安。

◎治療宜補脾益胃：可服中藥香砂養胃丸、人參健脾丸。

| 三、把握時辰，養心調神 |

「上古有真人者，提挈天地，把握陰陽。」

——《黃帝內經‧素問‧上古天真論》

天地有陰陽，陰陽和合為之人，天、地、人是中醫養生文化的基礎。人要遵循大自然的生命規律，即因天之序。按照時辰來養心，就是天地人合一的良好體現，這樣做能夠使身心安寧。

⊙戌時敲打心包經

中醫認為，心為君主之官，是不能受邪的。那麼，總得有一個東西「代君受過」，它就是心包。心包經起始於心臟的周邊，走到腋下3寸處，然後再從腋下一直沿著手前臂的正中線，經過勞宮穴，到達中指。左右手臂各一條。

心的病首先會表現在心包上。如果心包經出現問題，心臟也會有麻煩。在中醫裡，心包經的病叫「心澹澹大動」，就是感覺心慌或心撲通、撲通往外跳。

看來，心包經這個「御前侍衛」，就是來保護心臟這個君主的。如果君主有什麼問題，我們可以去責備替君主受過的侍衛，因此，可敲打心包經。

敲打心包經的方法很簡單，找一個安靜的地方坐下來，身心放鬆、呼吸均勻，先伸開雙臂稍微活動一下，再開始動作。首先用手指掐住腋下的一根大筋，當撥動它時，小指

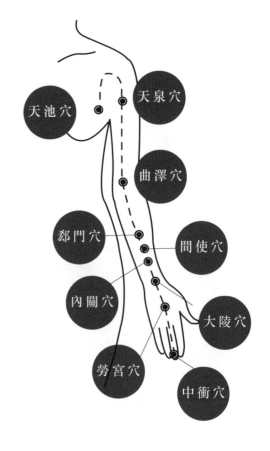

和無名指會發麻，就證明撥對位置了。每天睡前撥 10 遍，再用空拳拍打手前臂的中線，一點一點拍打直到手腕部，最後到達手掌心的勞宮穴。

這樣敲打下去，有助於消除鬱悶，對身體很有好處。手厥陰心包經走陰不走陽，陰主血，不容易動，所以把心包經打通了，陽經就能走通，氣行則血行，氣血暢通，心健體安。

敲打心包經時，小臂有痠痛感，大臂有電擊感，敲打的速度不能過快，力度可以稍大一些，敲到痛的點就要多按幾下，兩邊都要敲到，每天不少於 10 分鐘。

心包經在晚上戌時（19：00～21：00）氣血最旺，這段時間正是吃過晚飯應該促進消化的時候，最好在飯後半小時進

⊙戌時靜坐，保管好自己的「元神」

《黃帝內經》中指出「靜則神藏」，靜坐是一種很簡單的養神方法，只需放鬆身體閉目休息即可。靜坐可澄心，符合中醫「心定則氣和順，氣和順則血道暢，精氣內充，正氣強盛，強身祛病」的觀念。

「靜坐養神」的神即是元神。現代心理學認為，元神是代表大腦皮層的調節功能。真要提升元神，還得從養神開始，必須從「心」上下功夫。因為《黃帝內經》裡說：「心者，君主之官，神明出焉。」說明神產生並總統於心，是人體臟腑組織等一切生命活動的主宰。

佛教中靜坐被稱為「禪坐」或「禪定」，瑜伽中的冥想也與靜坐有異曲同工之效。

為什麼要靜坐

靜坐是集中注意力、達到心神合一的途徑。古今中外，靜坐養生的例子很多。

南宋愛國詩人陸游修習靜坐養生法，晚年仍精力過人。他曾在《戲遣老懷》詩中寫道：「已迫九齡身愈健，熟視萬卷眼猶明」。靜坐養生的效果可見一斑。

我曾經認識一位日夜操勞的老師，他患有高血壓和動脈粥狀硬化等多種疾病，從四十多歲起，就被告知隨時可能中風。退休後，這位老師開始練習靜坐冥想，沒過幾個月就感到身心輕鬆，氣色越來越好。現在，他一旦發覺自己有可能心煩氣躁、血壓波動，就會立即告訴自己沒有必要那麼緊張，然後深呼吸

讓心平靜下來。

　　上面兩個例子，都是靜坐對養護心臟的好處，整體來說，可概括為三個方面。

　　其一，靜坐益養心。現代人壓力大，我們平時往往只注意「身病」，卻忽視心病，其實大部分身體疾病，皆是由心虛氣弱造成的，而心虛氣弱多是因為憂思驚恐、心煩意亂所致。中醫講是心亂氣短、膽驚肝旺、氣血耗損，這樣六邪（風、寒、暑、濕、燥、火）就會乘虛而入。練習靜坐可使散亂的心念歸於凝定，心定則氣和，氣和則血暢，所以靜坐不但能夠治病，還能夠修身養性，延緩衰老。

　　其二，靜坐益通氣血。一個人的生命延續，最根本的是氣血通暢。練習靜坐能鎮靜大腦，尤其是周圍神經系統的活動，而周圍神經系統有控制新陳代謝，平衡血壓、呼吸和心率的作用。因此，靜坐可以輔助治療身心疾病，如高血壓、心臟病、偏頭痛等。透過靜坐練氣，可使氣血調和流暢，從而平衡陰陽，祛病延年。

　　其三，靜坐益心智。佛家認為，戒而修定，定能生慧。看過《一休和尚》的人都知道，每當遇到困境時，一休就會盤坐思考，用他的聰明頭腦解決無數的難題。我們常說一個人要專心、冷靜思考問題，因為心思亂了，就會馬虎大意；內心有憤怒，就會失去理智。

　　心理變化還直接影響生理反應，如頭痛、心痛、胃痛、神經痛、食慾不振、精神紊亂等。靜坐可以使心理歸於平靜，氣血平和，達到精力集中。而且由於精力集中產生陽和之氣，貫注於病痛之處，可達到醫治疾病、減緩疼痛的效果。

戌時靜坐的好處

　　古代養生家根據晝夜陰陽的變化規律，制定了「十二時辰

養生法」。其中提到戌時，即 19：00 ～ 21：00；輕微活動後安眠，睡時宜右側，「睡如弓」，先睡心，後睡眠。

戌時是心包經當令，心包是保護心肌正常工作的器官。主喜樂，所以吃完晚飯後人應該放鬆一下，古人是嘮嗑（聊天），現代人則是閒聊、散步等。人在 21：00 應準備入睡或進入淺眠狀態。

古人提倡先睡心，後睡眠，即睡前什麼都不想，自然入睡。這就是告訴人們：上床後不要急於躺下，在光線較暗的地方靜坐 10 ～ 20 分鐘，使身體逐漸入靜。靜則生陰，陰氣盛則寐矣。因此，古人非常重視睡前的靜坐功，以此促進睡眠。

唐朝醫學家孫思邈認為「能息心，自瞑目」；《外經微言》上更提到「心為君火，心靜則火息」，這些說的都是睡前先透過靜心來睡心，心不睡抑或不靜的人是無法入眠的。因為失眠起於心，許多人一開始睡不著是因為精神壓力大、思慮過重、心理矛盾衝突多。所以睡前練習靜坐功，可以幫助腦細胞達到「入靜」狀態，最終讓人產生濃濃的睡意，且對失眠者大有幫助。

靜坐的方法

為大家推薦一種靜坐功—盤足坐法，這是佛教修習禪定的方式，也很受現代人歡迎。具體操作如下：

首先，放好軟硬適中的坐墊，開始練功時可單盤雙腿（將左腳扳上來，壓在右股下；再將右腳扳上來，壓在左股上。單盤時雙腿可以交替盤坐），待適應後，改為雙盤（將右腳扳上來，壓在左股上，再將左腳扳上來，壓在右股上，使兩腳掌都朝上）。

脊背自然直立，然後將左右兩手放於臍下 3 寸丹田之前，兩手心向上，男士右手背平放於左手掌上，女士左手背平放於右手掌上，兩個拇指輕輕相抵。與此同時，左右兩肩稍稍張開，不可沉肩塌背；頭要正，下頜微微內收。緊接著雙目微閉，舌抵上顎，意守丹田，猶如嬰兒酣睡狀，便可進入靜坐狀態。

要想讓靜坐養生的效果達到最好，還需注意以下幾方面：宜選擇安靜、空氣流通、光線柔和的地方；應著裝寬鬆，摘下手錶、眼鏡、飾物等，以便於全身的氣血貫通；呼吸自然，做到呼長而緩，吸短而促，求自然，不用勁；初練者往往不能很快入靜，可以在盤坐好後，口中默念「鬆」字，念時音要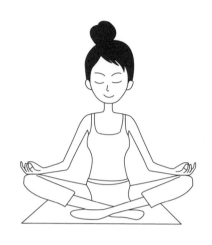拖長，3 遍即可，同時，在意念上也要暗示自己從頭到腳全身放鬆，面帶微笑；初習靜坐每次 10 ～ 20 分鐘即可，以後可逐漸延長。

值得注意的是，在最初靜坐的一段時間裡，身體的不同部位，通常會出現不同程度的冷、熱、痠、麻、脹、癢、痛等感覺，其中腿和背部最明顯。這很正常，不必恐慌，隨著靜坐次數的增多和時間的推移，就會達到氣血通暢的狀態，所謂「通則不痛，不通則痛」，那些感覺會消失，這也正是自身治療病痛的一個過程。

每次結束靜坐前，將兩掌對搓數下產生熱感，上下輕輕搓臉 3 ～ 6 次，然後雙手疊放，掌心向裡，手背朝外，放在臍下 3 寸處，3 ～ 5 分鐘後再徐徐睜眼，離座，活動腰身、手腳以流通氣血。

⊙ 未時小腸經當令，養生需得法

小腸與心互為表裡，表就是陽，裡就是陰。陰出了問題，陽也有事，反之亦然。因此，小腸經就像心功能的一面鏡子，心病最初會透過小腸經表現出來，而陰病陽治，所以也可以從小腸經把它治回去。

未時補充營養，對心臟的補益作用最大

未時（13：00 ～ 15：00）為小腸經當令。此時其氣血旺盛，能很好地吸收食物中的營養物質，以供五臟六腑所需。另外，心與小腸相表裡，此時補充營養，對心臟的補益作用最大。

杏為心之果，味甘、酸，酸味具有收斂作用，能有效阻止心氣太過渙散，防止心臟病突發。而且杏中含有豐富的蛋白質、不飽和脂肪酸、維生素、葡萄糖等營養物質，還有獨特的類黃酮。類黃酮有預防心臟病和減少心肌梗塞的作用，還能防癌抗癌，所以未時吃點杏對心是很好的。

不過，吃杏雖然有益，但忌多食。杏具有強烈的酸性，多吃會使胃酸增多，引起消化不良和潰瘍。杏性溫，多吃容易上火，因此熱性體質的人不宜吃。另外，正在發熱或發炎的人應儘量避免食用。

久坐族，為什麼會感到肩背痠痛和手麻

有些人，特別是久坐族，經常會感到肩背痠痛，甚至還出現手麻。發作時，首先是肩膀痠痛，然後是背痛，接著頸部開始不舒服及手發麻。有這些症狀後，許多人會去推拿按摩一番。當時覺得好舒服，但過不了幾天，不適的感覺又會出現，這是什麼原因呢？

其實這不單是頸、肩、背局部氣血不暢的問題。小腸經起於小指，沿手背、上肢外側後緣，過肘部，到肩關節後面，繞肩胛部，交肩上前行入缺盆（鎖骨上窩），絡於心，沿食道，穿過橫膈膜，到達胃部。你有沒有發現，這些疼痛部位剛好在小腸經的循行路線上。

怎麼會這樣呢？這是因為心臟供血不足，造成小腸經的氣血虛弱引起的。許多心絞痛患者在發作前，會出現手臂的疼痛，就是這個原因。當出現上述問題時，請經常按摩小腸經的支正、小海、天宗等穴位，以此來增強心臟功能。

⊙小腸經上的「養心」大穴

天宗穴係手太陽經之腧穴。手太陽「出肩解，繞肩胛，交肩上」，乃是經絡所行之用，當頸肩部有疾病時，常在天宗穴有反應點，臨床也是根據天宗穴處的按壓反應確診頸椎病。

人一緊張兩肩就會緊繃，這時，可以指壓肩井穴（在肩胛區，第 7 頸椎棘突與肩峰最外側點連線的中點）和天宗穴，促進氣血流通，肩上的血液循環若變好，硬邦邦的肩膀也會逐漸輕鬆。

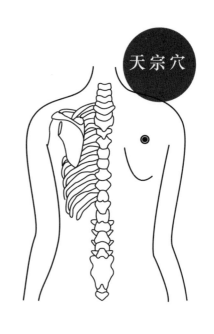

天宗穴

/ 取穴 /

用手指觸摸肩胛骨（在肩膀背側，左右皆有三角形的骨即是）的中央，應可感知骨變薄而形成的凹陷之處，壓壓看，若感到刺痛，即是天宗穴。

/ 做法 /

用拇指按住天宗穴，產生痠、麻、脹感並傳至手指，按壓持續數秒即可。

/ 功效 /

天宗穴具有祛風除濕、舒經通絡、活血止痛的功能，可防治肩肘臂痛，心血管、肺部疾病，乳腺問題，尤其是肩膀痠痛擴及背部時，按壓即可見效。

支正穴為小腸經絡穴，絡是聯絡的意思，就是心和小腸全靠它來聯絡。

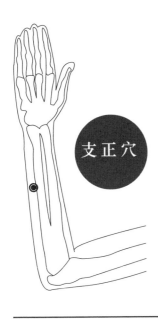

／取穴／

支正穴位於前臂背面尺側，腕背橫紋上 5 寸處，這個穴位在肉和骨頭的中間，骨縫裡的痛點就是。

／做法／

按摩支正穴的時候，可以採取揉、按、掐的手法，力度要適中，當它出現痠痛感時即可。

／功效／

按摩支正穴有安神定驚、清熱利竅、舒筋活絡的作用，可以治療頭痛、項強、肘攣、手指痛、熱病、目眩等病症。

小海穴為小腸經合穴，是氣血的匯合之處，故用「海」來命名。

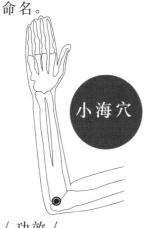

／取穴／

伸臂屈肘，上臂與前臂約成 90 度；另一隻手輕握肘尖，用拇指的指腹垂直向兩骨間觸壓揉按，有強烈痠脹感之處就是小海穴。

／做法／

用手指尖在小海穴上來回彈撥，有痠麻感並放射至手指時為宜。

／功效／

常撥動小海穴可增強心臟力量。而且長期按壓此穴，對於肘臂痛，肩、肱、肘、臂等部位的肌肉痙攣，以及尺神經痛、頭痛、四肢乏力等病症都具有良好的調理和保健功能。

| 四、夏至、冬至前後是心腦血管疾病好發期 |

冬至一陽生，夏至一陰生。人的養生也要隨著自然界的陰陽消長而變化，那麼陰陽消長的規律是什麼？

一天之中的子時（23：00～1：00）、一年之中的冬至是陰極；而一天之中的午時（11：00～13：00）、一年之中的夏至是陽極。

陰極則陽生，陽極則陰長。就是說陰到了極點就會開始向陽轉化，陽到了極點就會開始向陰轉化。陰極之後，進入陽長陰消階段；陽極之後，又進入陰長陽消時期。

冬至和夏至是一年中相對特殊的兩天。前者陰氣最盛、陽氣最弱；後者陽氣最盛，陰氣最弱。但無論怎樣，這兩天都是人體陰陽氣機轉換容易出現問題和失衡的時候。從這個角度來說，老年人以及心臟不好的人，要注意這兩個時間點。

從西醫觀點而論，夏季老年人的血液黏度容易升高，再加上表皮血管擴張、血液循環加快、心肺負荷加重，所以容易出現心腦血管疾病，因此心肺系統在盛夏面臨著嚴峻考驗。如此說來，他們的身體狀態在夏至及伏天確實易出現波動。

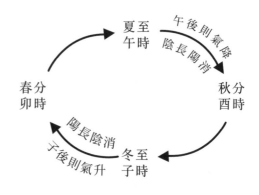

從冬至這天開始，氣候進入數九寒天。每年冬至後都會有強大的冷空氣和寒流來襲，造成氣溫驟降以及長期低溫。寒冷具有收引的特徵，容易引起心腦血管的收縮，使血壓驟升，從而誘發心腦血管疾病。

⊙夏至如何預防心腦血管病突發

溫差別太大

室內可用電風扇促進空氣流動；空調則啟用除濕功能，降低濕度緩解悶熱感覺，溫度不宜調得太低，一般以28℃左右為佳，室內外溫差不應超過7℃，否則進入室內會加重體溫調節中樞的負擔，嚴重時會導致其紊亂。高血壓患者不宜長期在冷氣房中，否則易出現頭暈不適等現象。夏天也要洗溫水澡，不宜用過冷或過熱的水洗澡。

晨練應注意的問題

睡眠時，人體各神經系統處於抑制狀態，活力不足，晨起時突然大幅度鍛鍊，神經興奮性會突然增高，極易誘發心腦血管疾病。

飲食清淡

夏天要多吃些新鮮蔬菜和瓜果，清淡最好，儘量少吃油膩食物。要多喝開水，及時補充水分，尤其是晚上睡覺前和早晨起床後，應喝一杯溫開水，如果方便，可多食綠豆湯、蓮子湯、百合湯、菊花茶等，既可補充水分，又能清熱解暑。需減少鹽的攝入，每天控制在3～5克以內。

控制血壓和血脂是關鍵

夏至是一年之中的「陽極」，血壓極容易升高，所以將其控制在一個理想範圍內，是預防心腦血管疾病的關鍵。資料表明，持續治療的高血壓患者，在夏季心腦血管疾病的發病率，僅為不持續治療者的1/10，也就是說，只要長期控制血壓得宜，心腦血管疾病的發病率可下降90％。

在夏至，許多老年人的血液黏度易升高，造成「血稠」，

並在血管壁上沉積，逐漸形成小斑塊，也就是人們常說的動脈粥狀硬化，易引發各種心腦血管疾病。血脂異常亦是心腦血管疾病的危險因子之一，控制血脂也是防治此類疾病的重中之重。

心態調整

夏至炎熱過盛，人容易因心氣不足而心生煩躁。這對健康很不利。因此，面對激烈競爭和生活、工作中的各種煩心事，要想得開、放得下，做好心理調適。夏至時節因過度憤怒、緊張或生氣，而突發心肌梗塞的並不鮮見。

⊙冬至如何預防心腦血管疾病突發

控制好血壓

由於冬天高血壓患者血壓較春夏時高，因此在寒冷的冬季，有心血管疾病的人一定要定期監測血壓的變化，如果波動較大要及時就診。

注意保暖

冬至前後室內外溫差大，所以，心腦血管疾病患者一定要注意保暖。對於生理功能減退、抗病能力弱的人來說，冬季疾病更容易發作或復發。

飲食清淡

許多人冬天喜歡吃火鍋，卻不知道火鍋屬於高脂高鹽飲食。心腦血管疾病患者應選擇清淡、少鹽的食物，多吃蔬果。

不宜晨練

心腦血管疾病患者冬季運動時，要在溫度較高的時段進行，如中午或下午。儘量避免晨練，且要合理安排運動時間，控制

好運動量，避免登山、快跑等劇烈的運動方式。

預防便祕，排便不可太用力

有心腦血管疾病的人冬天尤其要預防便祕，每天需補足水分，多攝取一些含膳食纖維豐富的水果和蔬菜。另外，如廁排便不可太用力，避免因此發生意外。

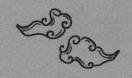

第四章
一粥一飯就能養心

| 一、養心首選紅色食物 |

「南方赤色，入通於心。」

—《黃帝內經‧素問‧金匱真言論》

在中醫學裡，食物除分寒熱外，還將其分為「黃、青、紅、白、黑」五色，並和五臟相對應。黃色食物養脾，青色食物養肝，紅色食物養心，白色食物養肺，黑色食物養腎。心為君主之官，五行屬火，比較偏好色紅的食物。

⊙要養心，紅色食物最適合

養生的根本在於養心。心為君主之官，五行屬火，比較偏好味苦和色紅的食物。從陰陽五行來說，心主血，血是運行於脈中而循環流注全身、富有滋養作用的紅色液體，乃構成人體和維持生命活動的基本物質。紅為火，入心，補氣血，大部分紅色食物具有益氣補血的功效。所以，要養心，紅色食物最適合。

紅色食物性味分布較廣泛，有熱性的紅辣椒、溫性的櫻桃、寒性的西瓜。其中偏溫性的食材有紅棗、羊肉、牛肉、桂圓等，多半有補血、生血、活血及補陽的功效，所以比較適合偏寒體質和體虛的人，一般形體瘦弱、貧血、心悸、四肢冰冷的人多吃一些再好不過。西瓜、番茄、草莓、紅心柚子這些就偏涼，對於心火亢盛、容易上火的人來說是不錯的選擇。

西方醫學研究也發現，紅色食物一般具有極強的抗氧化性，富含茄紅素、單寧酸等，可以增強身體免疫力，有抗癌、防衰老的保健功效。此外，紅色食物還能為人體提供豐富的優質蛋白和礦物質、維生素，可大大增強人的心臟和氣血功能。

⊙最佳養心紅色食物

◎紅棗：補益心血，提高免疫力。
◎山楂：增強心肌收縮力，預防心絞痛。
◎番茄：茄紅素對心血管系統具有保護作用。
◎紅豆：補心血，養心神。

⊙養心補心，多喝二紅茶

　　紅棗補血的效果非常好。「一日食三棗，青春永不老」，經常吃棗可以補氣補血，提高免疫力。對於女性來說，常用紅棗煮粥食用，臉色會越來越紅潤。而山楂能活血化瘀、健胃醒脾、助消化、降血脂，血脂異常和肥胖的人可以經常吃。

　　二紅茶的配方非常簡單，只有紅棗和山楂兩味食材。取乾山楂片 15 克，去核紅棗 5 顆，每天泡水喝，可以養心氣、補心血、化血瘀。

五行與人體五臟如何相應

養心小叮嚀

　　《黃帝內經》中有一段話概括得很好：東方生風，風生木，木生酸，酸生肝，肝生筋，筋生心。南方生熱，熱生火，火生苦，苦生心，心生血，血生脾。中央生濕，濕生土，土生甘，甘生脾，脾生肉，肉生肺。西方生燥，燥生金，金生辛，辛生肺，肺生皮毛，皮毛生腎。北方生寒，寒生水，水生鹹，鹹生腎，腎生骨髓，髓生肝。大自然中植物、礦物、動物和人都是一個整體，皆相通應，其間的調和就靠氣味。味指五味，五味調和，五臟才能協調。

| 二、苦味是屬於心的味道 |

「其味苦，其類火，其畜羊，其穀黍。」
——《黃帝內經·素問·金匱真言論》

食物除五色外，還有「甜、酸、苦、辣、鹹」五味，也與五臟相對應：味甜養脾，味酸養肝，味苦養心，味辣養肺，味鹹養腎。

⊙味苦的食物最擅長調降心火

苦味食物多性寒，可清熱瀉火、止咳平喘、瀉下等，且能燥濕堅陰、平衡陰陽，具有除邪熱、去汙濁、清心、明目、益氣、提神等功效。

我們每個人身上都有一把火，身體需要火燃燒的能量來傳送熱和血。但在一些情況下，火燒得太旺，沒有東西可以制衡，就會把津液燒乾，人即會出現口乾舌燥、夜不能寐甚至面色枯黑的亡陰之像。所以，必須適當往火上潑點水，吃一點味苦的食物。這類食物以蔬菜居多，如生菜、茴香、香菜、苦瓜等，適當吃都有利於去除過多的火氣。而咖啡、茶葉、啤酒等苦味食物，可提神醒腦，產生輕鬆愉快的感覺。

現代藥理學研究發現，苦味食物有助於調節身體的免疫功能，對多種慢性病都有一定的防治作用。最佳的苦味食物是苦瓜，它含有苦瓜苷等類胰島素物質，具有良好的調節血糖功能，是糖尿病患者的理想食品。不管是涼拌、快炒還是煲湯，都能達到很好的保健效果。苦蕎麥中也含有蘆丁等活性成分，經常熬粥喝可以輔助治療糖尿病、高血壓等疾病。

⊙最佳養心苦味食物

◎苦瓜：清心明目，清熱解毒。
◎萵筍：清熱護心。
◎苦杏仁：打通血管，降低心臟病風險。
◎生菜：清熱，安心神，促進睡眠。
◎蓮子：養心補脾，補腎固澀。

⊙夏季更適合吃苦味食物

　　苦味食物一年四季都適合吃，入心經而泄心火，心火去而神自安，對延年益壽有益處。而夏季更應該適量吃些，因為心火當令，容易火氣過旺。再加上有些人貪涼飲冷，使脾胃失和，這時吃些苦味食物，不僅可以緩解由疲勞和煩悶帶來的不良情緒，恢復體力，還能去暑除熱，達到清心安神、健脾益胃的功效。

⊙哪些人不可多食苦味食物

　　吃苦味食物雖然能夠遠離上火的困擾，但不可多食。中醫認為，苦屬陰，骨也屬陰，所以骨得苦，則陰更盛。意思是骨頭有病的人不宜吃太多苦味的食物，否則會加重病情。例如骨折的患者，夏天為了清火去熱常吃苦瓜炒蛋，「苦」吃太多，傷口就會癒合得很慢。

　　所以，凡事都是相對的，苦養心，但過苦傷心。苦味食物一般性寒，也容易傷胃，所以本身脾胃虛寒和心陽不足的人，就不要吃太多苦味食物，否則會加重身體寒涼的狀態。苦味食物也容易化燥傷陰，損傷人體的陰液，本身陰虛的人就不要吃太多了，特別是老年人。如果本身形體消瘦，又有手足心熱、夜間盜汗的情況，餐桌上就少吃點苦吧。

根據臟腑的偏好，選取對應的食物

各個臟腑都有自己的偏好，哪個臟腑比較虛弱，就適當
選擇一些它喜歡的食物或藥材來滋養，幫助身體糾偏。譬如
吃些甜味食物如香蕉、小米，可以調養脾胃；酸味食物如檸檬、
橘子，或青色食物如芹菜、菠菜，有利於調養肝膽；苦味食
物如苦瓜、苦丁茶，或紅色食物如番茄、紅豆，有助於養心；
稍辣的食物如花椒、蔥等，或白色食物如白蘿蔔、白米，擅
長養肺潤肺；鹹味食物如鹽等，和黑色食物如黑芝麻、黑豆，
便於補腎養腎。

| 三、特效養心安神食材 |

紅豆：心之穀，補心血

> 紅豆「清熱和血，利水通經，寬腸理氣」。
>
> ——《本草再新》

　　紅豆富含維生素 B 群、蛋白質及多種礦物質，有補血、利尿、消腫等功效。

⊙紅豆的妙用

1. 清心火，補心血
   中醫認為紅色食物可以補心，明代李時珍將紅豆稱作「心之穀」，認定其既能清心火，也能補心血。
2. 預防肥胖
   紅豆中維生素 B 群含量豐富，可以防止乳酸在肌肉中堆積過多引發疲勞症狀，還能預防腳氣病，也有助於阻斷糖分轉化為脂肪，避免肥胖發生；膳食纖維則能加速腸胃蠕動，利於排便。
3. 降脂、降壓
   紅豆膳食纖維豐富，臨床上有調節血脂、血壓等功效；同時又富含鐵質，能行氣補血。

⊙食用紅豆有助改善心臟功能

　　紅豆本身熱量不高，還富含鉀、鎂、磷、鋅等礦物質，是典型的高鉀食物。可入湯入粥，增進食慾外，還能大量補充鉀離子，改善心臟功能。

● 蓮子紅豆花生粥

/ 材料 /

紅豆、白米各 50 克，花生米 30 克，蓮子 10 克，紅糖 5 克。

/ 做法 /

1. 紅豆淘洗乾淨，浸泡 4 ~ 6 小時；花生米挑去雜質，洗淨，浸泡 4 小時；蓮子洗淨，泡軟；白米淘洗乾淨。

2. 鍋置火上，加適量清水燒開，倒入上一步驟處理好的食材，再次用大火燒開，後轉小火煮至鍋中食材全部熟透，加紅糖煮至化開。

/ 功效 /

蓮子清心醒脾，安神明目；紅豆可補心血；花生能養血止血，有益心血管；紅糖則是補氣血的好食材。

● 百合雙豆甜湯

/ 材料 /

綠豆、紅豆各 50 克，乾百合 5 克，冰糖 3 克。

/ 做法 /

1. 綠豆、紅豆淘洗乾淨，浸泡 4 ~ 6 小時；乾百合洗淨，泡軟。

2. 鍋置火上，把泡好的綠豆、紅豆放入鍋內，加 1200 毫升清水大火煮開，改小火煮至豆子軟爛，再放入泡好的百合和冰糖稍煮片刻，攪拌均勻即可享用。

/ 功效 /

百合能安心神、潤燥、清熱，與綠豆和紅豆一起煮粥食用，滋陰潤肺、補益心血的功效甚佳。

★食用紅豆的注意事項 **1**紅豆含的澱粉若未能消化完全，就容易被腸道中的細菌分解而產氣，使人有腹脹的感覺，胃腸功能較弱的人在煮紅豆時加少許鹽，有助於緩解脹氣。**2**紅豆中的色素遇鐵後會變黑，因此不宜用鐵鍋烹飪。

紅棗：補氣養血最無私

．．．．．．．．．．．．．．．．．．．．．．．．．．．．．．．

「棗味甘、性溫，能補中益氣，養血生津；治脾虛弱，食少便溏，
氣血虧虛等。」

——《本草綱目》

　　小小一顆紅棗，作用可不小！常食紅棗可以調理身體虛弱、神
經衰弱、脾胃不和、消化不良、勞傷咳嗽、貧血消瘦、失眠多夢等
病症。

⊙ 紅棗的妙用

1. 補氣養血
　　紅棗歸入脾、胃二經，有補氣益血的功效。中醫常用紅棗治
　　療脾胃虛弱、氣血不和、失眠等症。且常在食療藥膳中加入
　　紅棗來補養身體、滋潤氣血。
2. 健脾益胃
　　脾胃虛弱、腹瀉、倦怠乏力的人，每天可吃 7 顆紅棗，或與
　　黨參、白朮各 3 克，糯米 50 克煮粥食用，能補中益氣、健脾胃，
　　達到增加食慾、止瀉的功效；紅棗 7 顆和生薑 3 片煮湯飲用，
　　可治療胃炎的胃脹、嘔吐等症狀。
3. 養血安神
　　女性躁鬱症、哭泣不安、心神不寧時，紅棗和甘草、小麥同用，
　　可發揮養血安神、疏肝解鬱的功效。

⊙ 食用紅棗大補元氣

　　紅棗的食用方法有很多，蒸、燉、煨、煮均可。需要注意的是，

加工時最好用小刀在表皮劃出直紋，這樣可以讓棗中的營養成
分更順利釋放出來。下面介紹幾款紅棗的食用方法：

● **紅棗水**
/ 材料 /

紅棗 10 顆，大麥 100 克。

/ 做法 /

1. 紅棗洗淨，然後用手掰開；大麥洗淨。

2. 鍋中加 700 毫升的水，將紅棗、大麥一起煎煮 40 分鐘後服下。

/ 功效 /

紅棗可以補元氣，對於經血過多而導致貧血的女性，可發揮改
善面色蒼白和手腳冰冷的補益功效。紅棗中所富含的特殊物質，
則能減少過敏介質的釋放，還能調治過敏症。

● **木耳紅棗湯**
/ 材料 /

乾木耳 10 克，紅棗 50 克，白糖適量。

/ 做法 /

1. 將木耳泡發，紅棗洗淨。

2. 鍋內放入適量的水，把木耳和紅棗煮熟後，加入白糖即可。

/ 功效 /

木耳補血活血、益胃潤燥；紅棗可補血養顏。女性從經前一周
到月經結束後，可以隔天食用本品來緩解經期貧血，使氣色紅
潤。經常服食，則能駐顏祛斑、健美豐肌，還可調治面部黑斑、
形體消瘦。

★ **食用紅棗的注意事項** 　每到年底，許多人的工作都會非常忙碌，在
一家公司擔任行政總監的黃女士也不例外。她最近出現了口腔潰瘍、口乾、尿黃、

心煩易怒等症狀，中醫診斷是典型的心火旺。

黃女士平時也看一些養生書，想起紅棗可以養心補血，於是買了大量紅棗乾吃、泡茶喝、熬湯飲用。沒想到幾天下來，症狀越來越嚴重了。她很納悶，紅棗是典型的紅色食物，對心臟有好處啊，為什麼會收到反效果呢？

原來，紅棗入心，血虛、心神不寧者食用會收到良好的效果，但是心火旺的人吃了紅棗只會適得其反，加重症狀。

那麼，我們在服用紅棗時要注意些什麼呢？

1 紅棗並不適合所有的女性朋友。在月經期間，一些女性常會出現眼腫或腳腫的現象，其實這是濕氣重的表現，這類人就不適合吃紅棗。因為紅棗味甜，性偏濕熱，多吃容易生痰、生濕導致水濕積於體內，加重水腫症狀。另外，體質燥熱的女性朋友，經期也不適合食用紅棗。

2 紅棗雖好，但吃多了會脹氣，因此要注意控制食量。鮮紅棗進食過多，易出現腹瀉，還會傷害脾。由於外感風熱而引起的感冒、發熱者及腹脹氣滯者，也不能吃紅棗。

胡蘿蔔：增加血流量，調節心臟

「胡蘿蔔下氣補中，利胸膈腸胃，安五臟，令人健食。」
　　　　　　　　　　　　　　　　　　——《本草綱目》

劉女士今年不到 60 歲，心臟一直不好。她每天都會吃粥，而且會加入紅棗，我說這樣做是對的，還建議她在粥中適量添加胡蘿蔔塊，這對調養心臟也有益處。為了利於消化，劉女士把胡蘿蔔切得很小塊，煮至軟爛，粥的味道更好了。

⊙ 胡蘿蔔的妙用

1. 調節人體免疫力

胡蘿蔔中含有較多的胡蘿蔔素，在體內可以轉化為維生素 A。維生素 A 能使人體免疫細胞的活性增強，完善免疫功能，增強抗病能力。

2. 明目

維生素 A 還可以促進眼睛內部感光色素的生成，緩解視覺疲勞，且防止眼睛乾澀等症狀。

3. 養護心臟、預防疾病

胡蘿蔔素中含有槲皮素等物質，可以降低血液中的脂類含量，增加血流量，讓血液能夠更順暢地流動；另含有鉀離子，對心臟有調節作用。

⊙ 胡蘿蔔有多種吃法

胡蘿蔔除了可以生吃以外，還能油炒、清燉、涼拌等，亦可包餃子、做包子，將它切成細絲，加入少許植物油以及其他調味料，就是餡了。這些吃法都對心臟有益處。

● 胡蘿蔔燒牛腩

/ 材料 /

胡蘿蔔 250 克，牛腩 300 克，蔥段、薑片各 10 克，八角 2 粒，鹽 4 克，料酒 15 克，香油 5 克。

/ 做法 /

1. 胡蘿蔔洗淨，切滾刀塊；牛腩洗淨，切塊，入沸水中焯去血水，撈出備用。

2. 鍋置火上，倒植物油燒熱，放入薑片、蔥段、八角、焯好的牛腩塊、料酒炒香，加適量水燉 40 分鐘，再放胡蘿蔔塊用中小火燉 30 分鐘，待牛腩爛熟時，加鹽調味，出鍋前淋上香油即可。

/ 功效 /

牛肉具有補中益氣、強健筋骨、滋養脾胃的功效，搭配胡蘿蔔適量食用，更有補脾養心的作用。

● 萵筍炒胡蘿蔔

/ 材料 /

萵筍 150 克，胡蘿蔔 100 克，蔥花、鹽各適量。

/ 做法 /

1. 萵筍去皮和葉，洗淨，切片；胡蘿蔔洗淨，切片。

2. 油燒熱，炒香蔥花，放入胡蘿蔔片煸炒 2 ～ 3 分鐘，下萵筍片翻炒至八分熟，加鹽調味即可。

/ 功效 /

胡蘿蔔中含有大量胡蘿蔔素，有補肝明目的作用。萵筍則富含維生素和礦物質，很容易被人體吸收，常吃對高血壓、心臟病患者具有良好的食療效果，另外還有促進利尿的功效。

★食用胡蘿蔔的注意事項 **1**胡蘿蔔帶皮吃營養更豐富，因為胡蘿蔔素主要存在於皮中。**2**烹飪時，胡蘿蔔加熱時間不宜過長，以免破壞胡蘿蔔素。

番茄：降低心血管疾病危險性

> 番茄「生津止渴，健胃消食。治口渴、食慾不振」。
>
> ——《陸川本草》

提到番茄，自然會想到其紅潤的外表和多汁的肉質，它早已成為人們日常飲食中不可缺少的一種食材。番茄不僅味道好，還含有多種營養物質，猶如一顆紅心，對心臟也有很強的保養功能。

⊙ 番茄的妙用

1. 護心排毒

   番茄顏色鮮紅，裡面形如心臟，可健脾養胃、清熱護心。夏季經常上火、容易中暑的人可以多吃一些。

2. 增強食慾，促進消化

   番茄含有的酸性物質可以促進胃液的分泌，發揮增進食慾的作用。而且其膳食纖維還有助腸胃蠕動，利於人體對食物的消化和吸收。

3. 抗氧化性強，增強心血管能力

   番茄中的茄紅素具有很強的抗氧化性，可以清除人體內的自由基，防止細胞被氧化，同時增強免疫細胞的功能和心血管彈性，減少心血管疾病的發生。

⊙ 番茄有多種吃法

番茄可以生吃、涼拌，還能油炒、煮燉、榨汁、做湯。

● 番茄炒蛋

/ 材料 /

雞蛋 2 個，番茄 200 克，蔥花、白糖各 5 克，鹽 3 克。

/ 做法 /

1. 番茄洗淨，切塊；雞蛋打入碗中，加少許鹽攪散；鍋內加油燒熱，倒入蛋液炒熟成碎塊。

2. 鍋留底油燒熱，煸香蔥花，倒番茄塊、白糖和鹽翻炒，再加入雞蛋碎塊炒一下即可。

/ 功效 /

番茄富含茄紅素，經油炒後更有利於吸收；雞蛋有豐富的蛋白質、卵磷脂等成分，二者同食，有助於清除自由基、美容抗衰，

還能保護心臟健康。

● 番茄蝦仁

/ 材料 /

蝦仁 200 克，黃瓜 150 克，番茄 100 克，雞蛋清 30 克，料酒、白糖、薑汁、太白粉、高湯、鹽各適量。

/ 做法 /

1. 蝦仁洗淨，加入雞蛋清、太白粉、鹽攪勻；黃瓜洗淨，去皮，切成薄片；番茄洗淨，切塊。

2. 炒鍋置火上，倒油燒熱後下蝦仁滑炒，至其熟透加入黃瓜片、薑汁、料酒、番茄塊、白糖、高湯燒開，用太白粉水勾芡，調入鹽翻炒幾下即可。

/ 功效 /

番茄蝦仁對於心血管系統的保護很有幫助。蝦不僅能降低血液中膽固醇的含量，防止動脈硬化，還能使冠狀動脈擴張。

★食用番茄的注意事項 ▮番茄熟吃，能吸收較多的胡蘿蔔素和茄紅素。▮番茄汁飽含水分和營養物質，所以在切番茄時，將其蒂朝上放正再依照紋理切下，能使番茄的種子與果肉不分離，而且不會流汁。

豬心：以心補心，療養心臟

豬心「補心，治恍惚，驚悸，癲癇，憂恚諸證」。

—《隨息居飲食譜》

豬心是豬的心臟，其體積較大，呈血紅色，可見血管。它不光是一種常見的食材，還是一味藥材，適量食用對人體很有好處。

⊙ 豬心的妙用

1. 安神鎮驚
   中醫認為豬心具有安神鎮驚的作用，夜晚失眠、多夢、易驚等族群可適量食用。
2. 補血強心
   豬心的鐵質參與人體血液的生成，可預防貧血，所以一些患有貧血的人可以多吃些。
3. 改善視力
   豬心中含有豐富的維生素 A，對人體的視力很有幫助，可以預防夜盲症。

⊙ 常吃豬心可強心安神

中國古代就有「以臟補臟，以形補形」之說，人們將其看成是一種飲食經驗，一直傳承下來。其實這種說法並不是沒有根據。據研究，食用豬心對心臟確實有一定的食療作用。

● 金針豬心湯

/ 材料 /

乾金針 20 克，小油菜 50 克，豬心半個，鹽 3 克。

/ 做法 /

1. 豬心洗淨，入熱水焯燙，撈起放涼水中，反覆換水，濾淨血水。

2. 豬心放入鍋中，加水，大火燒開後轉小火煮約 15 分鐘，取出切薄片。

3. 乾金針去蒂，泡發後洗淨；小油菜洗淨。

4. 鍋中放水，加入泡好的金針，水開後將小油菜、豬心片放入煮沸，加鹽調味即可食用。

/ 功效 /

金針又叫「忘憂草」，有消炎、清熱、利濕等功效，有助於改善睡眠；豬心能安神定驚、養心補血。一同食用有寧神助眠的作用。

● 歸參豬心湯

/ 材料 /

豬心 1 個，當歸 15 克，黨參 20 克，薑片、蔥段、胡椒粉、鹽各 2 克。

/ 做法 /

1. 將黨參、當歸洗淨放入水中煮 30 分鐘，去藥渣留汁；豬心清洗乾淨，切成小塊。

2. 鍋置火上，加入適量清水和前述藥汁，放入豬心和薑片、蔥段、胡椒粉、鹽，大火煮開，後轉小火煮至豬心爛熟即可。

/ 功效 /

當歸益氣活血，黨參補脾益氣，豬心養血安神，一同食用有養心安神的功效。

★食用豬心的注意事項 **1**豬心通常有異味，如果處理不好，就會影響菜餚的味道。買回豬心後，可放在少量麵粉中「滾」一下，放置一小時左右，再用清水洗淨，這樣烹炒出來的豬心就幾乎沒有異味了。**2**豬心中含有較多膽固醇，所以血脂異常患者、高血壓患者要少吃。**3**在中醫裡，講究同氣相求，以形補形。腎虛了吃點豬腎，肝不好吃點豬肝、雞肝，心氣虛了可以吃些豬心加強。

花生：分解膽固醇，預防冠心病

> 花生「悅脾和胃、潤肺化痰、滋養補氣、清咽止癢」。
> ——《本草綱目》

花生是常見堅果，有「長生果」之稱，營養價值很高。它含有豐富的蛋白質、脂肪以及碳水化合物，還有多種維生素、礦物質等。經常適量吃些花生，對人的心臟有補益作用。

⊙花生的妙用

1. 抗氧化、防衰老
   花生中含有的維生素 E 可以消除人體內的自由基，防止細胞被氧化，減少皮膚皺紋。

2. 健腦，促進骨骼發育
   它的卵磷脂對大腦很有好處，經常用腦的人，可以每天吃一些來消除疲勞、增強記憶。花生中還含有較多的鈣、鐵、鋅，這些礦物質對人的生長發育非常重要。鈣還是組成骨骼的重要物質，所以老年人和兒童可以適當食用花生。

3. 清除血管內有害膽固醇，保護心臟
   花生的脂肪酸構成，能降低低密度脂蛋白的含量，避免膽固醇在體內沉積，減少高膽固醇血症的發病機率，預防冠心病

發生；另有一些物質可以防止血液中血小板聚集，降低動脈粥狀硬化的可能；鉀和鎂對心臟也有保護作用。

⊙ 花生這樣吃味道更好

花生除生食外，較好的方法是水煮。將帶皮的花生洗淨後放入水中煮熟，這樣做出來的成品既能保持原味，營養價值還不易受到破壞。為了讓花生更入味，可以在烹調過程中加入一些生薑、蔥、蒜、八角。還可以將水煮後的花生米剝下來，在煮湯或者熬粥時放入，這樣味道更佳。

● 花生雪梨粥

/ 材料 /

白米 100 克，花生米 30 克，雪梨 1 個，冰糖適量。

/ 做法 /

1. 白米淘洗乾淨，浸泡 30 分鐘；雪梨洗淨，去皮及核，切條；花生米洗淨。
2. 將白米倒入鍋中，加水、花生米，煮至米爛粥稠，下梨條稍煮，加入適量冰糖煮化即可。

/ 功效 /

花生含有的不飽和脂肪酸可防止冠心病。

● 蓮子花生豆漿

/ 材料 /

大豆 50 克，蓮子 25 克，花生米 20 克，冰糖 5 克。

/ 做法 /

1. 大豆洗淨，用清水浸泡 6 ~ 8 小時；蓮子、花生米洗淨，用清水浸泡 2 小時。

2. 將上述食材一同倒入全自動豆漿機中，加水至上下水位線之間，按下「豆漿」鍵，煮至提示豆漿做好，過濾後加冰糖攪拌至化即可。

/ 功效 /

花生米中富含維生素 E 和鋅，能增強記憶力、抗衰老、延緩腦功能退化；蓮子具有補脾止瀉、養心安神、益腎固精的功效。蓮子花生豆漿能滋陰益氣補虛，增強記憶，抗衰老。

★食用花生的注意事項　■花生雖好，但也要控制食用量，因為它含有較多的脂肪，所以不建議吃太多，每天食用十幾粒即可。■油炸花生米確實香脆可口，但經過高溫油炸，會使維生素失去活性，營養價值遭到破壞。而且會讓脂肪含量更高，所以並不宜多吃。

燕麥：益脾養心，防心臟病

「燕麥多為野生，因燕雀所食，故名。」

——《本草綱目》

　　燕麥屬於優質且常見的雜糧，現已被加工製成許多營養補充品，非常受到民眾歡迎。

⊙ 燕麥的妙用

1. 促進消化

燕麥含有較多的膳食纖維，可以促進腸胃蠕動，其中水溶性膳食纖維在小腸裡能夠和廢物相結合，然後一同排出體外。

2. 增強免疫力

燕麥含有的維生素 E 是一種抗氧化劑，能夠防止細胞被氧化，

讓免疫細胞更具活性，促使其發揮功能與細菌病毒抵抗，減
少疾病的發生。

3. 養心脾，止汗

中醫認為，燕麥能益脾養心、斂汗，可用於調理心氣虛弱引
起的體虛自汗、盜汗等症。

4. 常吃可降低膽固醇，減少心臟病的發生率

燕麥所含的脂肪主要是不飽和脂肪酸，其中的亞油酸可降低
膽固醇，預防心臟病；還含有豐富的可溶性膳食纖維成分，
能與膽汁酸結合並排泄出去，從而減少心臟病的發生率。

⊙ 燕麥有多種吃法

　　燕麥中的蛋白質比白米、白麵多，且含有更豐富的膳食纖
維有利人體健康。它的吃法多樣，可以做成燕麥粥、燕麥糊、
燕麥餅或燕麥麵條等。

● 紅棗燕麥糙米糊

/ 材料 /

糙米 30 克, 燕麥片 30 克, 熟花生米 25 克, 紅棗 5 顆, 蓮子 20 克,
枸杞子 15 克, 冰糖 15 克。

/ 做法 /

1. 糙米淘洗乾淨，用清水浸泡 4 ～ 6 小時；紅棗用溫水浸泡半
   小時，洗淨，去核;蓮子用清水浸泡 4 ～ 6 小時，洗淨，去心;
   枸杞子洗淨，泡軟。

2. 將所有食材倒入全自動豆漿機中，加水至上下水位線之間，
   煮至提示米糊做好，加入冰糖攪拌至化即可。

/ 功效 /

此款米糊可改善血液循環，增強心臟活力，補血養心，緩解壓力，健脾益胃。

● 牛奶燕麥粥

/ 材料 /

燕麥片 50 克，牛奶 150 克，白糖 6 克。

/ 做法 /

1. 燕麥片放清水中浸泡 30 分鐘。

2. 鍋置火上，放入燕麥片和適量清水，用大火煮 15 ～ 20 分鐘，加入牛奶略煮，調入白糖攪勻即可。

/ 功效 /

此粥富含維生素 B 群、維生素 E 和鈣、磷、鐵、銅等礦物質，有養心安神、潤肺通腸、補虛養血及促進新陳代謝的作用。

★食用燕麥的注意事項　①最好選擇沒有加工過的原味燕麥，這樣能最大限度地保留其營養成分。②燕麥一次不宜吃太多，否則會出現胃痛、腹脹等不適感。③即食燕麥片烹煮的時間不宜過久，否則會造成營養損失。④燕麥除了可以煮粥外，還可用燕麥粉與馬鈴薯粉做成燕麥薯餅，焙烤或煮食，皆是不錯的選擇，風味和口感都很好。

蓮子：去火消燥，養心安神

> 「蓮之味甘，氣溫而性澀，清芳之氣，得稼穡之味，乃脾之果也。」
>
> ——《本草綱目》

中醫認為，心主夏，蓮子在夏秋季節成熟，吸取了太陽的陽氣，是補益心氣的好選擇。

《易經》上說：「離為火，為心，為南」；金元四大家之一的李東垣也說：「南方丙熱丁火，其氣熱，其味辛，在人以心、小腸、三焦、包絡應之。」因此，產於南方的蓮子對心臟有較好的補益作用。

⊙蓮子的妙用

1. 養心安神，收斂心火
   蓮子味甘澀、性平，歸心、脾、腎經，具有補脾止瀉、益腎固精的功效，還能養心安神，收斂浮躁的心火，讓人更容易入睡。

2. 益脾胃
   心火生脾土，腎水剋心火，所以養好腎水才能克制心火過旺。用蓮子煮粥，對脾腎有補益作用。蓮子山藥葡萄乾粥，適用於面目黃白、乏力倦怠、形體消瘦等症；蓮子紅棗扁豆粥，對脾虛久瀉不癒、神疲乏力者尤其適合。

3. 鮮蓮子調理多汗症
   天熱人易出汗，而中醫認為汗是「心之液」，出汗過多自然易消耗心臟陰液。用鮮蓮子 50 克，紅棗 10 顆，燉熟後加白糖適量，每天食用一次，可治多汗症。

4. 常喝蓮心茶降血壓
   蓮子心有降壓、強心、清熱之效，常飲蓮心茶對高血壓引起

的頭暈、心悸均有輔助治療作用，還可清熱解暑、除煩祛燥。其服用方法是：取蓮子心 3 克，沸水沖泡代茶飲，早晚各一次。不過，蓮子心味苦性寒，體質差、胃寒怕冷者及老年人最好不要喝。

⊙ 常吃蓮子益身心

蓮子用來煲湯為宜。歷代達官貴人常食的「大補三元湯」中的一元即為蓮子，另外兩元為桂圓和紅棗。

● 紅棗蓮子雞湯

/ 材料 /

紅棗 50 克，枸杞子 10 克，蓮子 60 克，雞肉 200 克，鹽 3 克。

/ 做法 /

1. 枸杞子、紅棗洗淨；雞肉洗淨，切塊；蓮子洗淨，泡軟，備用。
2. 鍋中加水，把以上材料放入，大火煮沸後撈出浮沫，改小火燜煮至食材軟爛，加鹽調味即可。

/ 功效 /

紅棗補血益氣、養血安神；蓮子滋養補虛、養心安神；枸杞子滋陰養血；三者和雞肉一起燉湯，滋補效果極佳。

● 銀耳蓮子羹

/ 材料 /

乾銀耳、蓮子各 20 克。

/ 做法 /

1. 乾銀耳洗淨，泡發，去蒂，撕成小朵；蓮子洗淨，去心。
2. 鍋置火上，放入蓮子、銀耳，倒入適量水，熬煮 40 分鐘至所有材料熟爛即可。

/ 功效 /

銀耳潤肺生津、強精補腎，蓮子能清心火。兩者一起食用，能養心補腎、益肺。

★食用蓮子的注意事項　**1**《本草綱目拾遺》中有「生則脹入腹」之說。生吃蓮子味道雖然清香，但不可多吃，以免影響脾胃，引起腹瀉。**2**蓮子一般人都可以食用，中老年人、體虛、失眠、食慾不振及癌症患者更適合。不過需要注意的是，蓮子性澀止瀉，易阻滯氣機、收斂病邪，因此脘腹痞脹、大便祕結或患有外感病的人應慎食。

| 四、夏季養心少吃大寒、大熱的食物 |

「用涼遠涼，用熱遠熱，用寒遠寒，用溫遠溫。食亦同法。」
——《黃帝內經・素問・六元正紀大論》

夏季，天地之氣濕熱交蒸，各種疾病易發。同時，由於天氣炎熱難耐，人們的心情也免不了煩躁。這時如果不注意飲食，就容易被疾病盯上。

⊙夏季易傷「心氣」

夏季是陽氣盛壯於外的季節，這種盛壯的陽氣在人體的生理、病理活動上也有體現。就外在徵象來說，一般人到了夏季，均有面色紅潤、出汗增多的情形，脈象也要比其他季節來得浮而偏洪。各種陽虛寒盛的患者，到了夏季病情會好轉，如關節疼痛等會趨於緩和。

在人體五臟中，與夏季相通應的是心，這種通應性表現為：心氣易受傷，即炎熱的暑邪最易傷心。臨床上，如冠心病、高血壓等患者，在高溫的天氣下病情往往會加重。但夏季人體亦處於心氣功能的影響之下，心的功能在此時表現最充分。

⊙夏季飲食養心三注意

夏季，炎熱的天氣會消耗人體陽氣，另外被稱為「心之液」的汗液流失過多，也容易對心臟功能造成損害。此時，應特別注意合理飲食。

黃耆泡水喝養心陽

心陽虛是心氣虛的發展，乃心臟功能減弱的一種表現。心

陽虛者經常出現心慌氣喘、面色蒼白的症狀，這類人夏天一定要避免出汗過多，以免傷了心陽。可以西洋參或黃耆 3 ～ 5 克泡水飲用，緩解心陽虛症狀。

養心陰多用紅棗、小米煮粥

心陰虛的人夏季多出現「五心煩熱」（指兩手手心、兩足足心發熱，心胸煩熱）、咽喉乾癢、失眠等現象。這時要避免過度勞累，減少出汗，多食用紅棗、小米粥一類的食物，以緩解心陰虛症狀。

可透過當歸養心血

心血虛的人夏季常出現頭暈乏力、臉色發白、唇甲色淡的症狀，可透過當歸等補益氣血的藥材加以調理。

⊙ 不應吃太多溫熱性食物

《黃帝內經》有「用涼遠涼，用熱遠熱，用溫遠溫，用寒遠寒，食亦同法」之論。遠，即避開，強調治療上不僅要注意用藥的寒熱之性，還要留心季節的氣候特徵，飲食亦應如此。因此，夏季不應吃太多過於溫熱的食物，如牛肉、羊肉、辣椒、荔枝、桂圓等。

各種燒烤也是大熱之物，同樣不能多吃。否則，一方面極易導致陽熱過盛；另一方面，由於夏季陽氣偏於浮表，胃腸的陽氣不足，很容易造成消化不良，引起腹部脹滿、腹瀉等病症。

⊙ 不應過食寒涼食物

夏季飲食不能過熱，同樣也不可過於寒涼。因體表陽熱之氣偏盛，以致體內陽氣反而虛弱，大量食入冷飲、海鮮等寒涼之物，會毀損體內陽氣，這就違背了「春夏養陽」的養生思想。

因此，應以清淡如蔬菜、穀類食物為上，可多食粥品，避免過分的寒涼與溫熱。

夏季還忌空腹飲茶、夜食生冷。因陽氣浮於外而虛於內，過多飲茶，尤其是空腹，極易導致茶水消耗人體的陽氣。如果是喜歡食鹹之人，鹹味引茶入腎，消爍下焦腎陽，會使人易患手足疼痛之痹症或下元虛冷的腹瀉等。因此，夏季飲茶以餐後為宜，有饑餓感則立刻停飲。

⊙夏季警惕「陰暑症」

夏季雖以暑熱為主，風寒感冒卻並不少見。由於氣溫高，人體出汗多，陽氣不斷發散，因此，肌表汗孔均處於開泄狀態，如果突然用冷水洗浴，或露天夜宿，或冷氣房滯留過久，同樣會引起風寒入裡，這在中醫被稱為「陰暑症」。

陰暑症俗稱「熱傷風」，常見流涕、鼻塞、打噴嚏，或發熱，同時又汗流浹背，或伴有噁心、嘔吐、腹瀉。這種感冒康復速度通常比較慢。

患者可用香薷飲：香薷 15 克、白扁豆 30 克、厚朴 10 克，共煎水服用，每日 2 次。香薷既能發汗解表，又能祛暑化濕，尤適用於夏天感寒所引起的怕冷、發熱、無汗、嘔吐、腹瀉等症，是良好的解表藥。

還可以服用豆豉生薑水：淡豆豉 20 克、生薑 15 克，煎水飲用，每日 2 次。

夏季養心的「四果三薯十一粥」

養心小叮嚀

日常飲食中，養心的食物非常多，這裡向大家推薦「四果三薯十一粥」—四果：西瓜、黃瓜、桃子和苦瓜；三薯：紫薯、馬鈴薯和山藥；十一粥：西瓜粥、綠豆粥、鮮藕粥、荷葉粥、蓮子粥、苦瓜粥、菊花粥、冬瓜紅豆粥、百合銀花粥、麥仁白米粥和薏米扁豆粥。

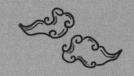

第五章
人體自帶養心妙藥
─經絡穴位

| 一、手少陰心經：養心保健作用大 |

手少陰心經起於心中，掌管血脈及推動血脈循環，主治心、胸以及神志病。中醫認為手少陰心經是維持心臟功能的經脈，如有損害，就會導致身體功能降低或亢進，引發心臟病變、精神疾病等。

⊙ 主管臟腑

心、小腸。

⊙ 主治疾病

本經腧穴可主治胸部循環系統、神經系統以及經脈循行所過部位的病症，例如心痛、心悸、失眠、咽乾、口渴、癲狂及上肢內側後緣疼痛等。

⊙ 最佳保養時間

11：00～13：00。

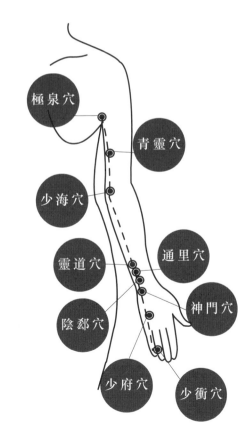

極泉穴
青靈穴
少海穴
通里穴
靈道穴
神門穴
陰郄穴
少府穴
少衝穴

⊙ 重點保養穴位

重點穴位	取穴定位	主治病症	保養方法
極泉穴	位於腋窩頂點，腋動脈搏動處	心痛、胸悶、心悸、氣短、肩臂疼痛、脅肋疼痛等	按揉 3～5 分鐘
少海穴	屈肘，當肘橫紋內側端與肱骨內上髁連線的中點處	心痛、瘛症、健忘、癲狂、肘臂攣痛、臂麻手顫、頭頸痛、目眩、腋脅痛等	按揉 3～5 分鐘
靈道穴	在前臂前區，腕掌側遠端橫紋上1.5寸，尺側腕屈肌腱的橈側緣	心臟疾病、胃脘部疼痛、目赤腫痛、癲癇等	艾灸 5～10 分鐘
神門穴	手腕內側（掌心一側），腕掌側遠端橫紋尺側端，屈肌腱的橈側凹陷處	心煩、心痛、驚悸、健忘、失眠、吐血、目黃脅痛、失聲、高血壓、胸脅痛等	按揉 5～10 分鐘
陰郄穴	在前臂前區，腕橫紋上0.5 寸，尺側腕屈肌腱的橈側緣	心痛、驚悸、盜汗、吐血、衄血、失音等	艾灸 5～10 鐘
少府穴	位於手掌面，第4、5掌骨之間，握拳時小指尖處	心悸、心痛、心煩、胸痛、小便不利、手小指攣痛	按揉 5～10 分鐘
少衝穴	在手指，位於手部距離小指指甲角0.1寸，靠無名指側	心悸、心痛、癲狂、胸脅痛、胸滿氣急、手臂疼痛等	艾灸 5～10 分鐘

| 二、手耳足部心反射區 |

手、耳、足是人體的重要組成部分，其中暗含諸多生命密碼。中醫的整體觀念告訴我們，人是一個密不可分、高度聯繫的有機體，手部、耳部、足部的不同部位，對應著我們的五臟六腑、四肢百骸、諸般官竅，正所謂「有諸內者必行諸於外」，因此在中醫診斷學方面，有手診、耳診、足診的方法。

⊙手部心反射區：養心神，護心臟

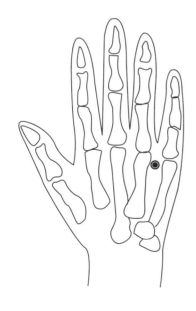

/ 精準定位 /
左手掌側，第4、5掌骨間，掌骨遠端處。
/ 主治疾病 /
心律不整、心悸、胸悶、心絞痛、高血壓等。
/ 按摩方法 /
用拇指指腹向手指方向推按 1 ~ 2 分鐘，每日 2 次，動作連續均勻，力度適中。

⊙耳部心反射區：心血管系統護理師

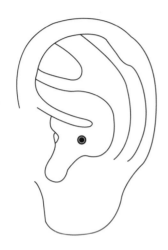

/ 精準定位 /

在耳甲腔正中凹陷處。

/ 主治疾病 /

心血管系統疾病、聲嘶、無脈症。

/ 按摩方法 /

用按摩棒對準反射區，以適當的
力度按摩 1 ～ 2 分鐘，每日 2 次。

⊙耳背心反射區：失眠、多夢的良藥

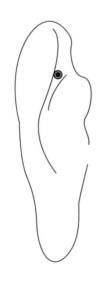

/ 精準定位 /

在耳背上部。

/ 主治疾病 /

失眠、多夢、心悸、高血壓。

/ 按摩方法 /

用拇指指腹按摩此反射區，食指
指腹置於耳屏相應位置，給予一
定的壓力，反覆按摩 2 ～ 3 分鐘，
使局部產生熱感。

⊙ 足部心反射區：緩解胸悶、心慌

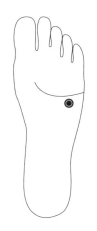

/ 精準定位 /

左足足掌第 4、5 蹠骨上端。

/ 主治疾病 /

心悸、心律不整、心絞痛、高血壓等。

/ 按摩方法 /

將按摩棒放在心反射區上，來回推按 1 ～ 3 分鐘。

⊙ 心腦血管系統警報

手

1. 指甲短小的人，尤其年紀偏大時要注意其顏色變化。當指甲略帶暗紅色則顯示血液循環不好。

2. 冠心病或心絞痛患者的指甲多呈青紫色，或出現黑紅瘀斑。

3. 用拇指按壓心反射區，若異常疼痛，且伴有手掌出汗、手指伸不直的情況，說明心臟功能已經衰退。

4. 如果手部溫度偏低，表示人體循環系統，尤其是末梢循環系統功能有障礙，易發生心腦血管疾病，如動脈粥狀硬化、血脂異常等。

耳

1. 觀察心反射區，有沒有點狀、弧狀、環狀的血管形態改變，有無光澤的白色點以及紅暈、丘疹等。

2. 按壓心反射區，看看是否有壓痛感。如果有，顯現心腦血管健康狀況不佳。

足

1. 觀察腳趾甲，顏色青紫則說明循環系統有障礙，可能患有心血管疾病。
2. 用手揉捏，若腳趾甲麻木沒感覺，表示可能有心血管疾病。
3. 若小趾關節僵硬，要注意預防心腦血管系統病變，如動脈粥狀硬化、高血壓、冠心病等。

| 三、五大養心穴位 |

膻中穴：氣之海，讓正氣內存

「膻中者，為氣之海。」

——《黃帝內經‧靈樞‧海論》

　　心包有一個重要的穴位叫膻中穴，它在兩乳頭連線的中點上。人在很鬱悶或是生氣的時候，會有一個習慣動作就是拍胸脯，這叫作搏膺。表面上我們打的是胸脯，其實是在打膻中穴。

　　《黃帝內經》說：「膻中者，為氣之海」「臣使之官，喜樂出焉」，即膻中穴是容納一身之氣的大海，乃主喜樂、主高興的穴位，所以按摩此穴，可以打開「氣閘」，讓全身之氣通行無阻。如果情緒不佳，全身上下氣機不暢，下不能達於足，上不能傳於頭，當然會覺得心煩意亂、胸悶不堪，此時，按摩膻中穴，能寬胸順氣，紓解情緒。

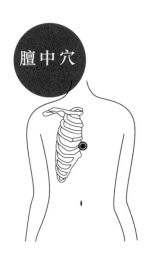

膻中穴

/ 取穴方式 /

膻中穴位於前正中線上，兩乳頭連線的中點。

/ 按摩方法 /

按摩膻中穴一般選用拇指或中指的指腹，力度以稍有疼痛感為宜。每次按摩10秒鐘即可，6次為一遍，一般每天按摩3～5遍。為了增強效果，體質好的人按摩時可稍用力些，但切忌用蠻力；體質不好的人，動作要輕柔些。

/ 功效 /

經常刺激此穴，可以加強氣的運行效率，對於防治心血管疾病大有幫助。實際上，臨床實驗也發現，刺激膻中穴可以擴張血管，調整心臟功能。

神門穴：補益心氣，鎮靜安神

「失神者死，得神者生也。」

——《黃帝內經·靈樞·天年》

神門穴是心經的原穴，乃心氣出入的門戶，補益心氣的要穴。它在臨床上的用途很廣泛，無論是心臟生理性的疾病還是情志方面的問題，都可以透過按壓神門來安心定神，緩解症狀。

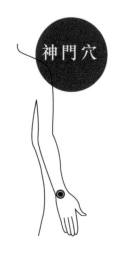

神門穴

/ 取穴方式 /

神門穴位於手腕內側（掌心一側），腕掌側遠端橫紋尺側端，屈肌腱的橈側凹陷處。此穴很容易找，用指關節按揉，會有微痛感。

/ 按摩方法 /

用指關節稍稍用力按揉或按壓神門穴，每次 3 ～ 5 分鐘，兩側都要按到。此法治療失眠療效很好，可以在睡前進行。

/ 功效 /

經常刺激此穴，可以防治許多疾病，如心痛、心慌、心悸、脅痛、自汗、盜汗、咽喉腫痛、失眠、健忘等。長期持續按揉神門穴，也能對憂鬱症、焦慮症等慢性疾病，發揮較好的輔助治療作用。

內關穴：治療心腦血管疾病的要穴

「心澹澹而善驚恐，心悲，內關主之。」

——《針灸甲乙經》

中醫診病時，最常見的手法就是切脈，而切脈的穴位就是內關穴。人體 12 條正經中，與內關穴相關的就有 6 條，所以說手腕部經絡很敏感，也很重要，與人體各種血脈病症息息相關。

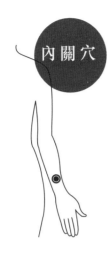

/ 取穴方式 /

手握拳，腕掌側突出的兩筋之間，距腕橫紋 3 指寬的位置即內關穴。

/ 按摩方法 /

用左手拇指按壓右手內關穴，再用右手拇指按壓左手內關穴，兩手交替進行，每次按壓 2 ～ 3 分鐘即可。需要注意的是，力道要適當，不可太強，以手腕感到痠脹為度。

/ 功效 /

中醫認為，內關穴為八脈交會穴，是治療心腦血管疾病的要穴，有寧心安神、理氣止痛的功效。按摩內關穴可防治心率過速或過緩、心絞痛、心律不整、高血壓、哮喘、胸痛、胃脘痛等病。

★注意事項　按揉內關穴不必太用力，稍有痠脹感即可。按摩時不可憋氣，按摩後緩緩放鬆。還要注意指甲不宜太長，否則會掐到穴位。

極泉穴：人體內的「壽康泉」

「（極泉）治心痛，乾嘔，四肢不收，咽乾煩渴，臂肘厥寒，目黃，脅下滿痛。」

—《銅人腧穴針灸圖經》

記得小時候，我們喜歡互相撓癢癢，也就是撓對方的腋窩。這個小動作其實有很好的保健作用。

從中醫的角度來看，撓癢癢能夠刺激腋窩處心經上的重要穴位—極泉穴。比如，大多數人在遇到突發事件或勞累的時候，會出現

心跳加速、胸悶等不適，這就是心悸。心悸多由氣滯血瘀、血流不暢引起，此時，彈撥極泉穴就能夠寬胸理氣，產生很好的緩解作用。

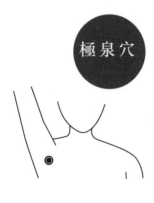

極泉穴

/ 取穴方式 /

極泉穴位於腋窩頂點，腋動脈搏動處。

/ 按摩方法 /

最好的方式是彈撥：抬高一側手臂，曝露腋下極泉穴，然後用食指、中指併攏摸到該穴，在穴位附近找到條索狀物，此時，指尖輕輕上扣，一前一後地彈撥條索狀物，彈撥時同側手部會有電麻感，每次彈撥 10 下左右即可，邊彈撥邊做深呼吸。

/ 功效 /

中醫認為，針灸、按摩極泉穴有寬胸寧神的功效，可治療冠心病、心絞痛、腦血管病後遺症等循環系統疾病，肋間神經痛、癔症等神經系統疾病，還有乳腺疾病、五十肩等。

★ 注意事項 按摩極泉穴的方法簡單易行，在休息之餘可隨時操作。但孕婦、患嚴重心腦血管疾病者、患腫瘤有淋巴轉移者等，最好不要採用本法。

勞宮穴：強心健腦的一等功臣

> 「勞宮，掌中中指本節之內間也，為榮。」
>
> ——《黃帝內經‧靈樞‧本輸》

　　人在疲勞時，會不經意間攥攥拳頭或捏捏手掌，精神馬上為之一振。這是因為刺激到了手心和大腦相連的穴位—勞宮穴。

　　古時候的私塾先生，常用「打手板」的方式來教導學生，學生會因此特別警醒，同樣也與刺激勞宮穴有關。

勞宮穴

/ 取穴方式 /

勞宮穴在手掌心的凹陷處，第 2、3 掌骨之間偏於第 3 掌骨，握拳時中指指尖所指處即是。

/ 按摩方法 /

經常按壓勞宮穴有強壯心臟的作用，可用雙手拇指相互按壓，也能將雙手頂在桌角上按，時間可自由掌握，每穴各按 10 分鐘左右。

老人們有個很好的鍛鍊方法—搓核桃，就是把 2 個核桃放在手心裡揉來揉去，能夠充分活動到每根手指。而且，也能刺激勞宮穴，產生健腦的作用，順道緩解疲勞。

/ 功效 /

勞宮穴善於清心胃之火，對於心火內盛、胃火旺盛、濁氣上攻所致的病症，點按之餘可清瀉火熱，開竅醒神。按壓勞宮穴主要用於治療失眠、神經衰弱等，故歷代醫學家將其對治症狀均放在神志、心、胃熱疾方面，為臨床常用穴和特效穴。

| 四、不同症狀的穴位調理 |

心氣虛：心俞、腎俞、關元、足三里

> 「驗得某人兩手脈證，先因心氣不足，感受風邪，入於經絡，
> 致使神情恍惚。」
>
> ——《元典章‧吏部六‧儒吏》

⊙症狀表現

1. 看體態：氣虛體質的人一般都偏胖，但胖而不實，肌膚鬆弛。
   唐代美女楊貴妃，肯定是個心氣虛的人。
2. 心氣虛的人容易感冒，這是因為氣不足以固表，容易外感風
   寒，也屢見動不動就大汗淋漓。
3. 心氣虛的人易乏力，經常頭暈頭痛、心慌氣短，稍微做點事
   就疲憊無力。

⊙穴位調理

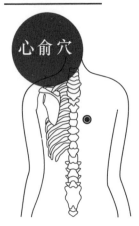

心俞穴

/ 取穴 /
在上背部，第 5 胸椎棘突下，後正中線
旁開 1.5 寸處。
/ 做法 /
用拇指在心俞穴上按揉 3 ～ 5 分鐘。
/ 功效 /
安定心神、促眠。

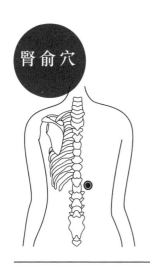

腎俞穴

/ 取穴 /

在腰部,第2腰椎棘突下,後正中線旁開1.5寸處。

/ 做法 /

按摩時,先將雙掌摩擦至熱,然後把掌心貼在腎俞穴上,摩擦 8 ~ 10 分鐘。

/ 功效 /

疏經益氣、補腎益精,對於高血壓、耳鳴、精力減退等有調理作用。

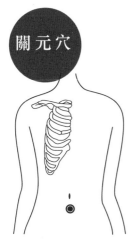

關元穴

/ 取穴 /

在下腹部,前正中線上,臍中下 4 橫指處。

/ 做法 /

以關元為圓心,用手掌做逆時針及順時針方向各摩動 3 ~ 5 分鐘,然後隨呼吸按壓關元穴 3 分鐘。

/ 功效 /

培補元氣、溫通經絡。對於調理心悸、氣虛盜汗等有良效。

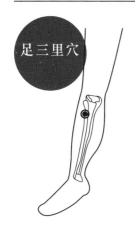

足三里穴

/ 取穴 /

在小腿前外側,外膝眼下 3 寸,脛骨前緣外側 1 橫指（中指）處。

/ 做法 /

每天用拇指或中指按壓足三里穴 5 ~ 10 分鐘,每分鐘按壓 15 ~ 20 次。

/ 功效 /

可激發全身氣血運行,具有補中益氣、通經活絡的功效。

心神不寧：神門、內關、勞宮、神闕、心俞

「心者，形之君也，而神明之主也。」

——《荀子·解蔽》

⊙ 症狀表現

1. 內心煩悶，常有心悸、胸悶、氣短乏力等。
2. 夜晚失眠，常伴有多夢、盜汗等。
3. 白天狀態不佳，伴有頭暈、疲倦、煩躁、自汗等。

⊙ 穴位調理

神門穴

/ 取穴 /
手腕內側（掌心一側），腕掌側遠端橫紋尺側端，屈肌腱的橈側凹陷處，用指關節按揉，有微痛感。
/ 做法 /
每天早晚用拇指指尖垂直掐按神門穴，每次 1～3 分鐘。
/ 功效 /
益心發神、通經活絡。主治心神不寧引起的失眠、心悸等症。

內關穴

/ 取穴 /
一手握拳，腕掌側突出的兩筋之間，距腕橫紋 3 指寬的位置即內關穴。
/ 做法 /
用左手拇指按壓右手的內關穴，再用右手拇指按壓左手的內關穴，兩手交替進行，每次按壓 2～3 分鐘即可。
/ 功效 /
寧心安神、理氣止痛。可防治心率過緩或過速、心絞痛、心律不整、高血壓、哮喘、胸痛、胃脘痛等症。

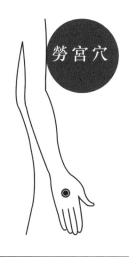

/ 取穴 /

在手掌心的凹陷處，第 2、3 掌骨之間偏於第 3 掌骨，握拳時中指指尖所指處即是。

/ 做法 /

用一隻手的手指來揉擦另一隻手的手心，左右手交替進行，每穴各按 10 分鐘左右。

/ 功效 /

開竅醒神。主治心神不寧引起的失眠、神經衰弱等症。

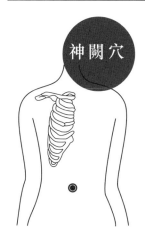

/ 取穴 /

位於肚臍正中。

/ 做法 /

每天睡前，將手掌心放在肚臍上，輕輕按壓 15 ~ 20 分鐘。

/ 功效 /

激發自身的元神和元氣，可調理胸悶、脘腹脹痛等。

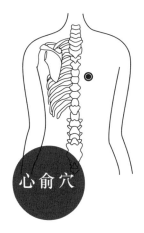

/ 取穴 /

在上背部，第 5 胸椎棘突下，後正中線旁開 1.5 寸處。

/ 做法 /

用拇指在心俞穴上按揉 3 ~ 5 分鐘。

/ 功效 /

安定心神、促眠。

心陽不足：心俞、腎俞、命門、關元、神闕

> 「陽氣者，若天與日，失其所則折壽而不彰。」
> ——《黃帝內經 · 素問 · 生氣通天論》

⊙ 症狀表現

1. 失眠、便祕、手腳冰冷，畏寒怕冷、胸口憋悶或刺痛、口舌發紫、尿少水腫。
2. 精神萎靡、神經衰弱、反應遲鈍、嗜睡、懶言聲低、面色蒼白或青紫。
3. 動則汗出，時常會有心跳加速等心悸症狀。

⊙ 穴位調理

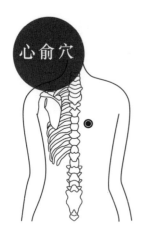

心俞穴

/ 取穴 /
在上背部，第 5 胸椎棘突下，後正中線旁開 1.5 寸處。
/ 做法 /
用拇指在心俞穴上按揉 3 ～ 5 分鐘。
/ 功效 /
補心陽、緩解心悸。

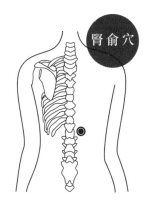

/ 取穴 /

在腰部,第2腰椎棘突下,後正中線旁開1.5寸處。

/ 做法 /

用拇指在腎俞穴上按揉 3 ～ 5 分鐘。

/ 功效 /

溝通心腎、溫補腎陽,調理肢寒畏冷。

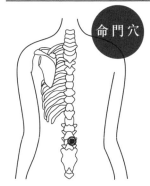

/ 取穴 /

位於人體腰部後正中線上,第 2 腰椎棘突下的凹陷處。

/ 做法 /

每天用拇指按揉命門穴 3 分鐘。

/ 功效 /

固攝精氣、補養心腎。可緩解心陽不足導致的手腳冰冷,面色蒼白。

/ 取穴 /

在下腹部,前正中線上,臍中下 4 橫指處。

/ 做法 /

以關元為圓心,用手掌做逆時針及順時針方向各摩動 3 ～ 5 分鐘,然後隨呼吸按壓關元穴 3 分鐘。

/ 功效 /

培補元氣、溫通經絡。可振奮精神,緩解心悸。

/ 取穴 /

位於肚臍正中。

/ 做法 /

每天睡前,將手掌心放在肚臍上,輕輕按壓 15 ～ 20 分鐘。

/ 功效 /

激發自身的元神和元氣。可調理胸口憋悶,情志不暢。

心陰虧虛：心俞、腎俞、湧泉、三陰交、太谿

「陰虛者，水虧其源。如口渴咽焦，引水自救；或躁擾狂越，欲臥泥中；或五心煩熱，而消癉骨蒸；或二便祕結，而溺如漿汁；或吐血衄血，咳嗽遺精；或斑黃無汗者，由津液之枯涸；或中風癱瘓者，以精血之敗傷，凡此皆無根之焰。有因火不歸源，皆陰不足以配陽，病在陰中之水也。」

——《醫學集成》

⊙ 症狀表現

1. 潮熱、盜汗、面紅、手足心熱。
2. 口舌生瘡、舌紅少苔、口渴咽乾。
3. 心煩、心悸、失眠、多夢。

⊙ 穴位調理

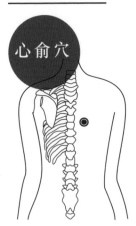

心俞穴

/ 取穴 /
在上背部，第 5 胸椎棘突下，後正中線旁開 1.5 寸處。

/ 做法 /
用拇指在心俞穴上按揉 3 ～ 5 分鐘。

/ 功效 /
安定心神、促眠。

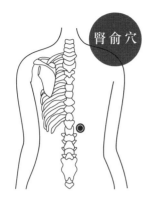

/ 取穴 /

在腰部，第2腰椎棘突下，後正中線旁開 1.5 寸處。

/ 做法 /

用拇指在腎俞穴上按揉 3 ～ 5 分鐘。

/ 功效 /

可滋補腎陰、溝通心腎。

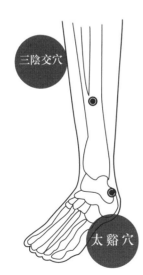

/ 取穴 /

腳趾屈，在前腳掌中心凹陷處。

/ 做法 /

用食指在湧泉穴上按揉 3 ～ 5 分鐘。

/ 功效 /

滋陰潛陽，預防心腦血管疾病。

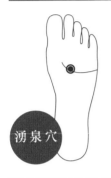

/ 取穴 /

在小腿內側，內踝尖上 3 寸，脛骨內側後緣處。

/ 做法 /

用拇指在三陰交穴上按揉 3 ～ 5 分鐘。

/ 功效 /

疏通經絡、行氣活血。

/ 取穴 /

內踝尖和跟腱之間的凹陷處。

/ 做法 /

用拇指在太谿穴上按揉 3 ～ 5 分鐘。

/ 功效 /

調補心腎陰虛，預防冠心病。

心血不足：心俞、脾俞、氣海、血海、公孫

> 「五臟之道，皆出於經隧，以行血氣。血氣不和，百病乃變化而生。」
>
> ——《黃帝內經．素問．調經論》

⊙ 症狀表現

1. 面色無華、唇舌色淡、爪甲蒼白。
2. 乏力、精神萎靡、食慾差。
3. 頭暈目眩、失眠多夢、易驚健忘等。

⊙ 穴位調理

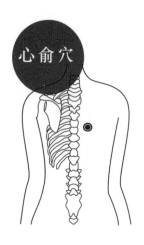

心俞穴

/ 取穴 /
在上背部，第 5 胸椎棘突下，後正中線旁開 1.5 寸處。

/ 做法 /
用拇指在心俞穴上按揉 3 ～ 5 分鐘。

/ 功效 /
有效調節心臟功能，補養氣血。

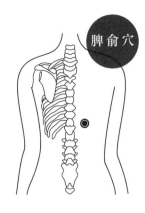

／取穴／

在下背部，第 11 胸椎棘突下，後正中線
旁開 1.5 寸處。

／做法／

用拇指在脾俞穴上按揉 3 ～ 5 分鐘。

／功效／

強健脾胃、補養氣血。可改善食慾，增強
體質。

脾俞穴

／取穴／

在下腹部，前正中線上，臍中下 1.5 寸處。

／做法／

用拇指在氣海穴上按揉 3 ～ 5 分鐘。

／功效／

補養人體元氣。調理心血不足引起的乏力、
頭暈目眩。

氣海穴

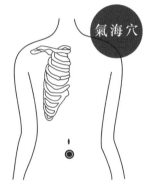

血海穴

公孫穴

／取穴／

在股前部，髕底內側端
上 2 寸，股內側肌隆起
處。

／做法／

每天早晚用拇指指尖按
揉血海穴，每次 1 ～ 3
分鐘。

／功效／

補益氣血。可促進心臟
血液循環，改善面色無
華。

／取穴／

在蹠區，第 1 蹠骨底
的前下緣赤白肉際
處。

／做法／

用拇指指腹向內按壓
公孫穴，以有痠痛感
為度。

／功效／

健脾生血，促進血液
循環。

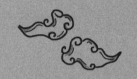

第六章
中醫傳統養心功法

| 一、猿戲、鶴戲：調養身心效果佳 |

「吾有一術，名五禽之戲：一曰虎，二曰鹿，三曰熊，四曰猿，五曰鳥。亦以除疾，兼利蹄足，以當導引。體有不快，起作一禽之戲，怡而汗出，因以著粉，身體輕便而欲食。普施行之，年九十餘，耳目聰明，齒牙完堅。」

——《後漢書·華佗傳》

　　五禽戲是一種中國傳統的養生方法，是由模仿五種動物—熊、鹿、猿、鶴、虎的動作，組成一套強身健體操，據說是漢代名醫華佗創造發明的。五禽戲又被後世稱為「五禽操」「五禽氣功」等。其中的猿戲和鶴戲，對於增強心脾肺功能很有益處。

⊙猿戲：增強心功能

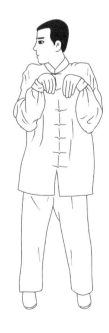

　　猿活潑靈活，善於模仿，攀緣枝藤，敏捷機靈，可騰挪閃避。模仿猿的各種體態動作能愉悅心神，流通血脈。

操作方法

　　猿戲主要為蹲趴式、眺望式兩種。做蹲趴式時，先運氣，然後下蹲，氣沉丹田，再躍起做攀爬狀。眺望式是左右手上提至胸，雙肩聳起，收腹提肛，同時兩腳跟提起，頭向左右轉動；目隨頭動，來回眺望身體左右側。

功效

練猿戲，能悅心神、暢心志，促進氣血流通，增強心的功能，緩解氣短、氣喘等症狀。

⊙鶴戲：強心健脾，調和呼吸

鶴形飄逸瀟灑，飛則直沖雲天，落則飄然而至，頸長靈活，且鶴的呼吸功能很發達。練鶴戲，主要為模仿飛翔式。

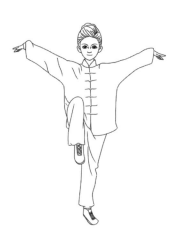

操作方法

調息後，伸展兩臂，然後身體起伏呈鳥飛翔狀，練習時以胸式呼吸為主。

功效

鶴戲以胸式呼吸為主，可以增強心肺的呼吸功能。且鶴戲動作輕翔舒展，能調節氣血、疏通經絡，增強身體免疫力。

常練猿戲、鶴戲，有利於養護心腦

養心小叮嚀

以上猿戲、鶴戲，既可在園林練，也可於庭院、樓宇間甚至室內做，時間早晚均適合，老少皆宜，有利於養護心腦，保健防病。

| 二、神奇的六字訣法：補益身心，延年益壽 |

「春噓明目夏呵心，秋呬冬吹肺腎寧；四季常呼脾化食，三焦嘻出熱難停。」

——《養生歌》

人體發生疾病，不外乎陰陽盛衰，氣血失調，五臟六腑失和。中醫認為，只有調和臟腑才能血氣旺盛。

六字訣是一種吐納法，它是中國南北朝時期梁朝陶弘景提出的，透過「噓、呵、呼、呬、吹、嘻」六個字發聲口型不同，唇齒喉舌的用力不同，可以刺激不同的臟腑經絡氣血運行，減少心、肺、脾、肝、腎的發病率。還能調節氣血，平衡陰陽，補養身心，最終達到延年益壽的目的。

⊙ 六字訣的練習順序

關於六字訣的練習順序，古人說法不一。總結起來，在練習的過程中，若以治病為主要目的，則應以五行相剋的順序練習：

呵—呬—噓—呼—吹—嘻

若以養生為主要目的，則應按照五行相生的順序練習：

噓—呵—呼—呬—吹—嘻

練習六字訣的提示

練六字訣時，建議採用順腹式呼吸，就是先呼後吸，嘴呼鼻吸。吸氣時鼓肚子，呼氣時癟肚子。呼氣時吐字，同時收腹斂臀，二陰微提，重心自然後移至足跟，注意不要有憋氣感。

吐盡吸氣，吸氣時兩唇輕合，舌抵上顎，全身放鬆，小腹自然隆起，吸入空氣。每個字讀六次後調息一次，採用自然呼吸法。練習時配合導引動作，使動作的快慢與吐氣的速度一致並受氣的支配。另外，練習時還要掌握好「先出聲，後無聲」的原則。

⊙ 練習六字訣的方法

◎預備式：兩腳開立，與肩同寬，頭正頸直，含胸拔背，鬆腰鬆胯，雙膝微屈，全身放鬆，雙手齊胯處，呼吸自然。

◎呼吸法：順腹式呼吸，先呼後吸，呼氣時讀字，同時提肛縮臀，重心移至足跟。呼吸時微微用意，做到吐唯細細，納唯綿綿，有意無意，綿綿若存，不能用力。絕不可故意用力使腹部鼓脹或收縮。

◎調息：每個字讀六遍後，調息一次，稍作休息，恢復自然。

呵字功補心氣

　　口型為口半張，腮用力，舌抵下顎，舌邊頂齒。念「呵」字時，兩臂隨吸氣抬起至胸前，呼氣時兩臂由胸前向下按，氣隨手勢導引直入心經，沿心經運行，使中指與小指尖都有熱脹之感。連做六次。

　　呵字功治心悸、心絞痛、失眠、健忘、盜汗、口舌糜爛、舌強語塞等心經疾患。

呬字功補肺氣

　　口型為兩唇微向後收，上下齒相對，舌尖微出，由齒縫向外發聲。兩手從小腹前抬起，逐漸轉掌，手心向上，至兩乳平，兩臂外旋，翻轉手心向外成立掌，然後左右展臂寬胸推掌如鳥張翼。呼氣盡時，即閉口用鼻吸氣，稍作休息，自然呼吸一次，再念「呬」字。連做六次。

呬字功對於肺病咳嗽、氣喘等症有一定療效。

噓字功平肝氣

口型為兩唇微合，有橫繃之力，舌尖向前並向內微縮，上下齒有微縫。練功時，兩手相疊於丹田，男左手在下，女相反。足大趾稍用力，提肛縮腎。接著呼氣讀「噓」字一次，吸氣完後，再念「噓」字一次。連做六次。

噓字功可以治目疾、肝腫大、胸脅脹悶、食慾不振、眩暈等症。

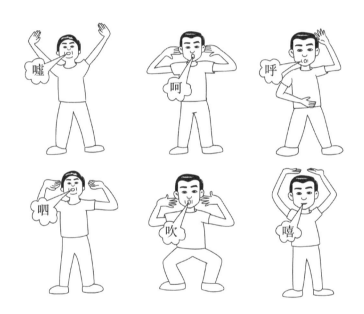

呼字功培脾氣

口型為撮口如管狀，唇圓如筒，舌放平，向上微捲，用力前伸。右手高舉，手心向上，至頂後左手心向下按，同時呼氣。再換成左手高舉，手心向上，右手心下按。呼氣盡則閉口用鼻吸氣，吸氣盡稍休息後做一個自然的短呼吸，再念「呼」字。連做六次。

呼字功治腹脹、腹瀉、四肢疲乏、食慾不振、肌肉萎縮、水腫等脾經疾患。

吹字功補腎氣

　　口型為兩唇向兩側拉開收緊，舌向裡，微上翹，氣由兩邊出。呼氣讀「吹」字，同時兩臂撐圓如抱物狀，兩手指尖相對。身體下蹲，兩臂隨之下落，呼氣盡時兩手落於膝蓋上部。吸氣之時，橫膈下降，小腹隆起。下蹲時要做到身體正直。氣呼盡，隨吸氣之勢緩慢站起，兩臂自然下落垂於身體兩側。連做六次。

　　吹字功治腰膝痠軟、盜汗、遺精、陽痿、早泄、子宮虛寒等腎經疾患。

嘻字功理三焦

　　口型為兩唇微啟，舌稍後縮，舌尖向下，有喜笑自得之貌。呼氣念「嘻」字，同時兩手自體側向上抬起，過腹至兩乳平，兩臂外旋翻轉手心向外，向頭部托舉，過頭頂後兩手心向上，指尖相對，一邊托一邊呼氣，然後兩手心再由面前順勢下降至丹田。連做六次。

　　嘻字功治眩暈、耳鳴、喉痛、胸腹脹悶、小便不利等三焦經疾患。

練習強度

　　全套練習每個字做六次呼吸，早晚各練三遍，也可以有針對性地練一個或兩個字訣。

溫馨提醒

　　練功要循序漸進，持之以恆，不可急於求成，尤其是年老體弱者，對於動作幅度的大小、運動量的多寡、呼吸的長短、練功的次數等，都要量力而行。練功結束，可以做一些簡單的動作，如搓手、擦面、全身拍打及散步等，以促進氣血流通，使身體從練功狀態恢復到正常狀態。

★ **注意事項** 練功中，如出現虛汗淋漓、頭暈、心悸等症狀應立刻停止，如症狀不緩解應儘快就醫。

| 三、太極拳：一種絕佳的養心運動 |

> 「易有太極，是生兩儀，兩儀生四象，四象生八卦。」
>
> ——《易經》

太極拳是介於動養生和靜養生之間的一種絕佳養心運動，因為它調和陰陽，剛柔相濟，動靜相兼，老少咸宜，隨處可練，所以是全民健身的首選項目。太極拳雖然千變萬化，但萬變不離其一。所謂「一」，即是太極陰陽合而為一。

⊙ 練太極拳守護心、腦

外動內靜，休息大腦

太極拳的優勢在於借助外動引至內靜，最終達到形神合一的境界。由於它有一套系統的導引，易於斂神，對休息大腦具有一定的功效。

氣和神寧

太極拳是透過四肢帶動經氣血脈的運動，在鍛鍊過程中以腹式呼吸帶動胸式呼吸，從而達到氣運丹田、脈通全身的作用，因而心、肺能得到充分的休息和調整。

每周練幾小時太極拳，養護心血管

中醫和西醫一致認為，長期打太極拳能夠有效防治心腦血管疾病，但並不是所有人都能把整套動作持續下來。其實只要練習基礎式，持之以恆，也能發揮養護心血管的作用。

⊙太極拳的基礎招式

起勢

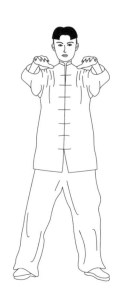

1. 自然站立，雙肩下沉，雙肘鬆垂，手指自然微屈，雙腳分開與肩同寬，眼向前平視。

2. 雙臂向前緩慢平舉，手心向下，眼看前方。

3. 雙腿微屈，雙掌輕輕下按，雙肘微垂，掌指微上翹，眼看前方。

左右野馬分鬃

1. 以腰為軸，上身微向右轉，重心移於右腿，同時右手收抱於胸前，胸部保持寬鬆舒展。手心向下，左手收抱腹前，手心向上，左腳隨之收至右腳內側，腳掌點地，眼看右手。

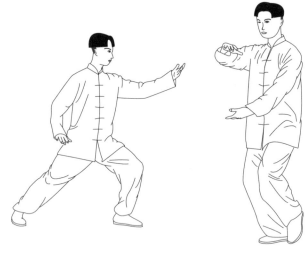

2. 以腰為軸，上體向左轉，左腳上前邁一步成左弓步，弓步動作與分手的速度要均勻一致，邁出的腳，腳跟先著地，然後腳掌慢慢落實，腳尖向前，膝蓋不要超過腳尖，後腿自然伸直。

左右手隨轉體分別向左上右下分開，左手手心斜向上，右手落
於右髖外側，手心向下，眼看左手。

3. 以腰為軸，身體向右轉，右腳向左腳合攏，腳尖收至左腳內
側點地，右手收抱腹前，手心向上，左手收抱胸前，手心向下，
眼看左手。然後換方向。

白鶴亮翅

1. 上體微向左轉，左手翻掌向下，左臂平屈胸前，右手向左上劃弧，
手心轉向上，與左手呈抱球狀。

2. 右腳跟進半步，上體後坐，身體重心移至右腿，上體先向右轉，
面向右前方，眼看右手；然後左腳稍向前移，腳尖落地，呈左
虛步，同時上體再微向左轉，面向前方，兩手隨轉體慢慢向右
上左下分開。

3. 身體重心後移和右手上提、左手下按要協調一致。

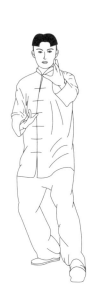
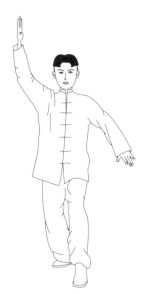

中醫養心（養生篇）：

心累、心悶、防心病，名醫楊力 45 年臨床驗方首度公開！

作　　　者	楊力
選　書　人	黃文慧
編　　　輯	黃文慧
內 文 校 潤	羅煥耿
裝 幀 設 計	J.J.CHIEN

國家圖書館出版品預行編目 (CIP) 資料

中醫養心 (養生篇)：心累、心悶、防心病，名醫楊力 45 年臨床驗方首度公開！／楊力著 . -- 初版 . -- 臺北市：境好出版事業有限公司出版：采實文化事業有限公司發行, 2021.04
面；　公分
ISBN 978-986-06215-5-6(平裝)
1. 心臟病 2. 中醫 3. 健康法
415.31　　　　　　　　110003766

出　　　版	境好出版事業有限公司
總　編　輯	黃文慧
主　　　編	賴秉薇、蕭歆儀、周書宇
行 銷 總 監	祝子慧
會 計 行 政	簡佩鈺
地　　　址	10491 台北市中山區松江路 131-6 號 3 樓
粉　絲　團	https://www.facebook.com/JinghaoBOOK
電　　　話	(02)2516-6892
傳　　　真	(02)2516-6891
發　　　行	采實文化事股份有限公司
地　　　址	10457 台北市中山區南京東路二段 95 號 9 樓
電　　　話	(02)2511-9798
傳　　　真	(02)2571-3298
電 子 信 箱	acme@acmebook.com.tw
采 實 官 網	www.acmebook.com.tw
法 律 顧 問	第一國際法律事務所 余淑杏律師
定　　　價	320
初 版 一 刷	2021 年 4 月

Printed in Taiwan

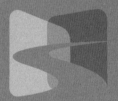

境好出版